毒

サリン、VX、生物兵器

アンソニー・トゥー

JN020486

角川新書

はじめに

去る2020年の1月、私はサンフランシスコにある中国語リスナー向けのラジオ局でインタビューを受けた。その時に聞かれたのは、「あなたはヘビ毒の専門家なのに、どうしてサリンを分析できたのか」ということだ。

たしかに、私のもともとの専門はガラガラヘビやウミヘビの毒についてであり、純粋な学術的研究であった。にもかかわらず、こうして化学兵器・生物兵器についての書籍を書いているのには、いろいろな背景がある。

台湾時代の軍事訓練の経験もあるだろう。私は化学科出身だったので、その際に毒ガスについての訓練を受けており、化学兵器について見聞きしていた。また、コロラド州立大学で教鞭《きょうべん》をとっていた時に、大学で毒物学という科目を教えたいと当局に頼み込み、その授業を開講する中で毒物に関するあらゆる分野を調べた、ということもあった。さらに大きかったのは、１９８４年から２００７年まで務めたアメリカ陸軍の生物兵器・毒素兵器の相談役の経験だろう。この時、集中的に毒の兵器利用についての知見を得ることができた。退職してからも千葉科学大学で毒物学を教え、東京化学同人が刊行する『現代化学』に何年も投稿をした経験も役に立った。その際は、単に毒物学のデータを示すだけでなく、なるべく我々の社会と関係がある事例を用いるようにした。

今回の書籍は、ここに挙げたような経験をまとめ上げたものだ。著作を通じて、日本の読者と対話できることを心より喜んでいる。

最後に、簡単に本書の内容を以下に記しておこう。

第１章では、２００１年にアメリカで起きた炭疽菌《たんそ》テロ事件とオウム真理教によるVX殺傷事件を取り上げ、テロと毒の関係性について述べた。前者の事件は、現在のアメリカではほとんど言及されていない。しかし、この事件は生物兵器に対する防衛体制に非常に大きな影響を与えたものである。また、地下鉄サリン事件についてはすでに多くの書籍があり、私自身も何冊も出しているため、今回はＶＸ殺傷事件の方を取り上げた。

第2章では、イラン‐イラク戦争の化学戦と旧日本軍の毒ガス使用を取り上げ、戦争と毒の関わりについて述べた。２００７年に、私は国連のＯＰＣＷ（化学兵器禁止機関）に呼ばれてイランに行き、軍医たちから直接イラン‐イラク戦争で行われた化学戦について詳細を聞いてきた。この戦いについては、アメリカでもほとんど報告されていない。当時、アメリカが化学兵器を使用した側であるイラクを援助していたためである。また、旧日本軍の毒ガス使用についても、その後の廃棄の方法も含めて、不明な点が多い。私は、日本の企業の依頼で旧日本軍の毒ガスの廃棄のアドバイザーをやったことがあるので、その点も含めて紹介したい。

第3章では化学兵器一般について述べ、サリン・ＶＸ・ノビチョクなどを取り上げた。さらにIncapacitating Agentと呼ばれる、最先端の毒ガスについても少々触れている。直近で化学兵器が使われた事例としては、２０１７年に起きたＶＸガスによる金正男《キムジョンナム》氏の殺害事件が挙げられるが、この事件から見える北朝鮮の技術の進歩についても解説した。

第4章では生物兵器と毒素兵器一般について述べた。昔からよく使われている生物兵器として有名なのは、第1章でも取り上げている炭疽菌である。これはもともとの毒性をそのまま使うものであるが、一方でソ連時代のロシアが開発したのが毒素兵器と呼ばれるもので、これはあらゆる天然毒を毒ガスとして使用できる。また、昨今世間を震撼《しんかん》させている新型コロナウイルスについても生物兵器説などが囁《ささや》かれているが、これについても私の所見を述べている。

最後の第5章は、各国の防衛体制の現状について述べた。生物兵器は国際条約で禁止されているにもかかわらず、各国で秘密裏に研究されて、いつでも使えるようになっている。その中で重要になってくるのが民間防衛の考え方であるが、これは日本や、筆者の母国である台湾でもほとんど準備がされていない。ここでは、民間防衛の考え方が浸透しているスウェーデンとスイスを取り上げ、最先端の防衛の在り方について述べた。

目次

はじめに　3

第1章　テロと毒
——アメリカの炭疽菌テロ・オウム真理教のＶＸ殺傷事件　15

理想的な生物兵器　16
予想できなかった生物テロ　18
ボーラム菌種とエームス菌種　19
どのようにテロが行われたのか　20
嫌疑者その１：スティーブン・ハットフィル　23
嫌疑者その２：ブルース・アイビンズ　27
手紙に秘められた暗号　30
幕切れと思惑　35
この事件の影響　38
オウム真理教が引き起こした大事件　39
世界初のＶＸによる殺人　42

第2章　戦争と毒
――イラン－イラク戦争・日華事変　47

最後の切り札、毒ガス　48
戦争の背景　49
どのように毒ガスを使ったか　51
激痛を及ぼすマスタードガス　52
毒ガスの「花形」、神経ガス　54
ハラブジャの悲劇　59
イラン軍の対応とその後　62
第一次世界大戦と日本の毒ガス製造まで　66
5色の毒ガス剤　69
初めての使用は台湾に対してだった　71
日華事変での毒ガス使用　74
大量の毒ガスを使わなかったアメリカ　76

日本軍による中国での毒ガス遺棄　77
終わりが見えない処理　80
中国側からの不必要な請求に気づかない日本政府　82
日本軍の毒ガスは平塚でも見つかった　84
茨城県神栖町で起きた井戸水のヒ素汚染　87

第3章　化学兵器について
――サリン・VX・ノビチョク　91

神経ガス・サリンの誕生　93
2週間毒性を維持するVX　95
バイナリシステムを使いこなす北朝鮮の技術　98
秘密に包まれた神経ガス、ノビチョク　100
最先端の毒ガスとは何か　102
毒ガスの対処法　104

第4章　生物兵器と毒素兵器
――ヘビ毒・ボツリヌス菌・遺伝子工学　107

生物兵器が狙うのは人だけではない　109
死亡率が高いほど優れた兵器なのか　110
毒素兵器とは何か　111
撃墜されたアメリカのスパイが持っていた毒　117
ソ連の研究はアメリカをはるかに突き放していた　120
遺伝子工学の発達と兵器開発への影響　123
新型コロナウイルスの病原はどこか　125
アメリカの新型コロナウイルス狂騒曲　129
ＣＯＶＩＤ－19を防ぐのは遅すぎた　131
流出が疑われる中国科学院病毒研究所　135
アメリカの援助を中国は断った　138
２０１３年の石正麗氏の研究　140

アメリカの見解と中国の不可解な行動　142

第5章　各国の現状と防衛体制
——中国・スイス・アメリカ・スウェーデン　147

アメリカの兵器事情　148
アメリカが中国にしたお願い　151
中国初訪問と現地で迎えた天安門事件　153
クローズドな中国の軍事事情　156
悠長な日本人　158
教会の地下を活用するスウェーデンの民間防衛　159
手術も可能なスイスの避難所　162
国民全員に防毒マスクを配るイスラエル　164
軍需産業の防衛意識が高いアメリカ　165
日本の防衛体制はどうなっているか　167
防衛の第一歩「検出」の重要性　170

日本の防衛体制に対する提言　172
おわりに　175
ブックガイド　179

図版作成：本島一宏

第1章　テロと毒

——アメリカの炭疽菌テロ・オウム真理教のVX殺傷事件

本章では、毒がテロで用いられる事例について論じる。取り上げるのはアメリカで起きた炭疽《たんそ》菌テロとオウム真理教による一連の薬物テロである。後者の方は、いろいろな書籍やメディアで報じられているので、使用された毒物についての観点や私が関わった部分を中心に述べることにしよう。一方で、前者の方は、日本人にとっては馴染《なじ》みが薄いかもしれない。しかし、この事件は21世紀の先進国で起きた生物兵器によるテロということで、諸外国の防衛体制に大きな影響を与えた事件である。本章では、この二つの事件をケーススタディーにして、テロにおいて毒がどのように使われているのかを見ていくことにする。

理想的な生物兵器

いきなりだが、数多ある生物兵器の中で「理想的な生物兵器」とされているものが何かおわかりだろうか。

それは、炭疽菌 ***Bacillus anthracis*** である。炭疽菌は炭疽病を起こす細菌であり、多くの国で研究されていた。死亡率が高いので大変恐れられている病気である。しかし、人間が感染するのは比較的稀《まれ》で、獣医、猟師、肉を切る人など主に動物と接触する人がかかる病気である。

それにもかかわらず、炭疽菌が多くの人の関心を集めている理由は、それが生物兵器として使われる可能性が高いためである。炭疽菌は条件を変えると胞子となり、非常に安定性が高くなる。炭疽菌毒素は、3種類のタンパク質——防御抗原（Protective Antigen）、浮腫《ふしゅ》因子（Edema Factor）、致死因子（Lethal Factor）より構成されている。人が炭疽菌によって死亡するまでのプロセスは以下のようなものだ。まず、防御抗原がターゲットの細胞に結合してチャネルを形成する。そのチャネルを通って浮腫因子が細胞内に入ると浮腫などの症状が現れ、さらに致死因子が入ると出血や細胞内の壊死《えし》が起こり、死に至る。

この炭疽菌を使ったテロが、21世紀のアメリカで起こった。本章ではこの事件をケーススタディーにして、テロにおいて毒物がどのように使われるかを見ていこう。

予想できなかった生物テロ

2001年10月5日、フロリダ州のとある出版社に勤めていた従業員が突然炭疽病で死亡した。この従業員は動物と接触しておらず、その死因は炭疽菌の吸入によるものであった。ちなみに、炭疽病の病状は菌の侵入ルートによって異なる。一番軽いのが経皮ルートで死亡率は3%、経口ルートでは25〜30%、吸入ルートだと80〜100%である。

そして、この従業員の元には白い粉の入った封筒が届けられていた。ちょうど、9・11の同時多発テロが起きた直後の事件であり、「テロリストによる生物テロではないか」という声も多く上がっていた。

当時、私もシカゴ・トリビューンという大手の新聞社と、フィラデルフィアのテレビ局WHYYから電話で「この事件は生物テロによるものなのか」という質問を受けた記憶がある。それに対して、私は「いや、これは生物テロではないだろう」と答えた。その理由は、生物テロであれば同じようなケースが次々に出るはずであるが、その時点では犠牲者は一人だけだったからだ。

　ところが、私が返事した翌日から次々に炭疽病になったという人が現れた。その時点で、「これはれっきとした生物テロに違いない」と、私も、アメリカの多くの人も思うようになった。

ボーラム菌種とエームス菌種

　ところで、炭疽菌にはいくつかのヴァリエーション（菌種）が存在する。当初、アメリカ政府はこの事件に使われた炭疽菌が「ボーラム菌種」であることを望んでいた。どういうことだろうか。

　ボーラム菌種は、イギリスで開発・実験されたもので、その後イラクなどでも生物兵器として使用されていた。もし、この炭疽菌がボーラム菌種であれば、これらの事件をイラクによる炭疽菌テロと断定し、これを理由にイラクに侵攻することができたのである。

しかし、検査の結果、この炭疽菌はアメリカの土から分離された「エームス菌種」であった。この菌種は、今から約100年前にアイオワ州のエームスで分離されたので、その名がついている。そして、このエームス菌種の炭疽菌は世界中に散らばってしまっていた。当初は炭疽菌の受け渡しを禁止する法律が無かったためである。そのため、犯人がアメリカ国内の人物なのか、国外の人物なのかは、これだけでは判断することができなかった。

どのようにテロが行われたのか

このテロのやり口は、炭疽菌の萌芽《ほうが》（芽胞や胞子ともいう）の粉末を封筒に入れ郵便で送りつけるというものだった。封筒はテキサス、ニューヨーク、ワシントンDCなど、全部で7通送られていた。そのうちの一つは、ワシントンにいる国会議員にも届けられ

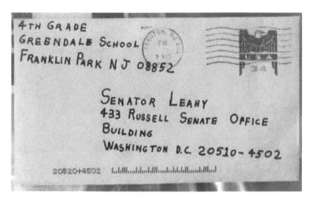

実際に送られた封筒（提供：アフロ）

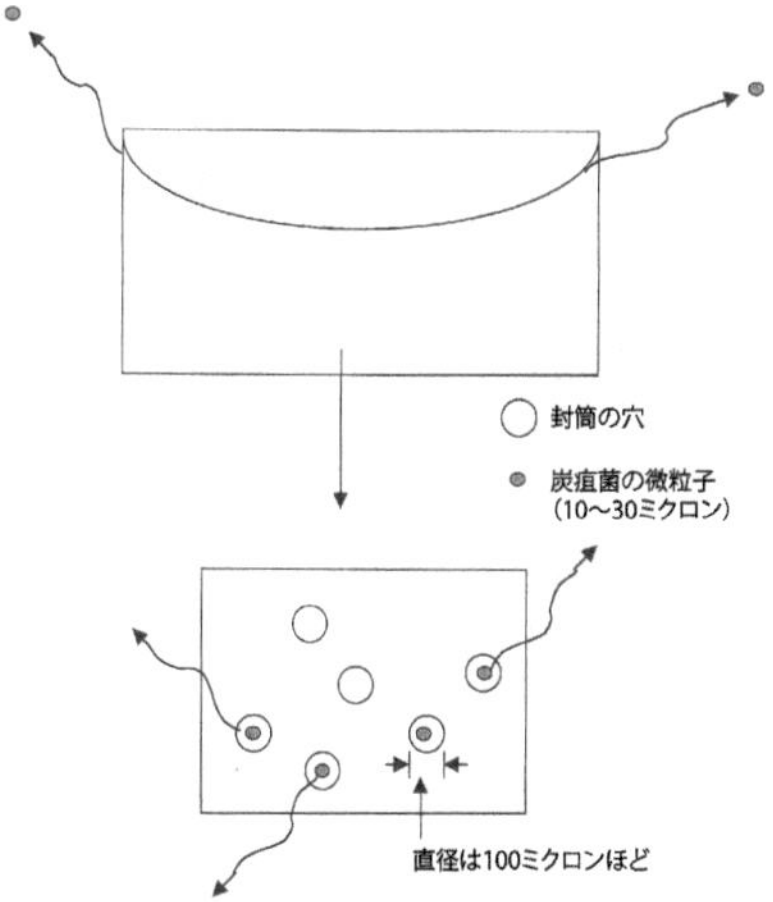

炭疽菌が封筒から出るメカニズム（筆者作成）

ていたのである。

封筒に入れた炭疽菌がどのように人に感染するのかというと、乾燥させた炭疽菌の胞子に安定剤（Stabilizer）を入れると非常に細かい粒子となり、これが封筒の穴から出てくるのである。

テロ事件発生後、メリーランド州のゲノム研究所と北アリゾナ州立大学は、フロリダで死亡した人物の体から採取した炭疽菌と、イギリスにあるポートンダウン国防科学技術研究所が所有するエームス菌種のＤＮＡを比較する調査を行った。ポートンダウン化学生物兵器研究所が所持している炭疽菌のサンプルは、メリーランド州のフォート・デトリックにあるアメリカ陸軍感染症医学研究所（ＵＳＡＭＲＩＩＤ）から１９８２年に分譲されたものである。つまり、この調査は、テロに使われた炭疽菌がアメリカ陸軍がもともと所持していたものと同一のものか調べることを目的にしていた。炭疽菌は変異が少なく、99％の塩基配列は同じである。しかし、残り１％のＤＮＡの中に約60個の異なった配列があり、それらの配列に応じて「一塩基多型」や「タンデムリピート」などと呼ばれる。

さて、肝心の調査の結果である。フロリダで使われた炭疽菌のDNAは、ポートンダウンの炭疽菌のサンプルと比較したところ、違いはわずか4か所だけであり、この違いも培養を繰り返したために起きた突然変異によるものであった。この結果、フロリダで死亡した人の炭疽菌はほとんどポートンダウンのサンプルと同一——つまりアメリカ陸軍がもともと所持していた炭疽菌と同一である、という結論が導かれた。

嫌疑者その1：スティーブン・ハットフィル

FBIはいよいよ、一連の事件を炭疽菌による生物テロに間違いないと断定した。出所がアメリカ陸軍だとすると、炭疽菌と関係のある所は3か所しかない。

①　メリーランド州のエッジウッド化学生物学センター
②　メリーランド州の陸軍感染症医学研究所（USAMRIID）
③　ユタ州のダグウェイ陸軍兵器実験場

以上の3つである。

私は①と②の2か所で講演をしたことがある。また、USAMRIIDからは、私の研究テーマであるヘビ毒の研究費を6年間もらっていたので、これらの場所はよく知っている。

FBIはアメリカ陸軍に命じて炭疽菌のサンプルを提出させ、その一方で関係者の特定を急いだ。その中で浮かび上がってきた第一の嫌疑者は、スティーブン・ハットフィル氏である。彼は②のアメリカ陸軍の研究所に勤務しており、その他にも以下のような状況証拠が挙げられていた。

● 炭疽菌の粉末を送った封筒の発送住所に小学校の名前があった。FBIが調べたところ、そういう名前の小学校はアメリカになかったが、同じ名前の学校がローデシア（現ジンバブエ）にあった。そして、ハットフィルは、かつてローデシアに住んでいた。

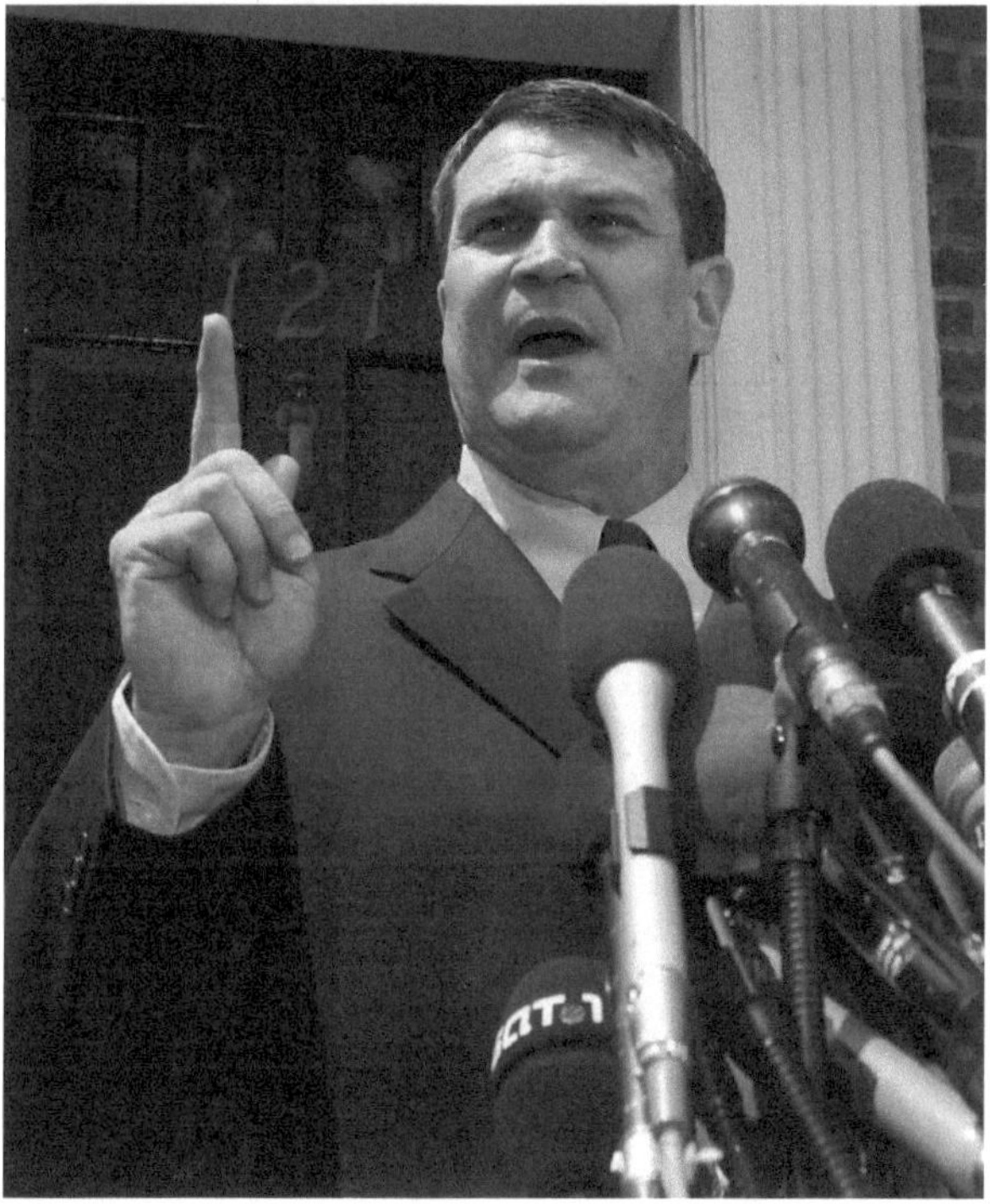

第一嫌疑者のスティーブン・ハットフィル（提供：アフロ）

● 以前、彼は所属先のボスと一緒に、生物兵器防止策のための研究費をアメリカ政府からもらっていた。その研究成果のペーパーの中で、「テロリストは菌を封筒の中に入れ、郵便で送ってテロ行為をする可能性がある」と書いていた。

● FBIは彼がレストランで食事をしているときに捜査犬を連れて行った。犬はほかの客には構わず、直接ハットフィルの所へと行った。

● 彼は炭疽菌の特効薬であるシプロンを服用していた。

これに対し、ハットフィルは「自分はアメリカに対して忠誠心があり、そういうことはしない」と猛反論する。また、彼が勤めていたところはウイルスを対象とした研究所であり、炭疽菌は細菌であるため、自分の業務と関係していないというのも彼の主張だった。そして、シプロンを服用していたのは、以前感冒にかかった際に医者が処方したためであり、その証拠を見せることもできる、と言い切った。

嫌疑者その２：ブルース・アイビンズ

ＦＢＩはアメリカ陸軍の関連した人たちを徹底的に調べ、その中で浮かび上がってきたのが、ハットフィルであった。しかし、最終的には十分な証拠を挙げることはできなかった。調査開始から４年後に彼ではないという結論が下され、アメリカ政府は５８０万ドルを補償した。

その後、ＦＢＩは今までの調査委員会を解散し、新しい委員会を作った。今になって考えると、新しい調査委員会の下ですべてを白紙に戻し、捜査を再開したことは正しかったといえる。

新委員会は過去の調査と関係なく、一から調査をし始めた。これが功を奏して、一人の人物が捜査線上に浮かび上がってきた。それは、アメリカ陸軍の炭疽菌ワクチンの担当者であり同じくＵＳＡＭＲＩＩＤに所属していたブルース・アイビンズである。

以前、彼は炭疽菌テロが判明した初期のころに、有識者として調査委員会に呼ばれていた。その功績を称《たた》えられて、アメリカ政府は彼を表彰するほどであったが、新委員会は彼に注目し始めた。その理由としては以下のようなものが挙げられる。

●2002年、アイビンズの研究室で部下が炭疽菌の入った容器を落として菌が飛散するという事故があった。しかし、彼はこの重大な事故を報告せずにいた。「何かやましいことがあって報告しなかったのではないか」ということで、新委員会は彼を疑いの目で見始めた。

●2002年の2月、FBIの命令により、陸軍の関係者はみな所持していた炭疽菌のサンプルを複数回提出していた。その中にはアイビンズもいたが、彼が最初に出したサンプルと2回目に出したサンプルは同一ではなかった。

●アイビンズが炭疽菌テロの調査の過程で出した報告書の結論には「テロに使われた炭疽菌の中にベントナイト（Bentonite）が混入している」とあった。ベントナイトとは、炭疽菌の芽胞を作るときに、粘着しないように使われるものであるが、この使用はイラクの炭疽菌兵器の特徴である。しかし、後に検査した結果、同様の用途

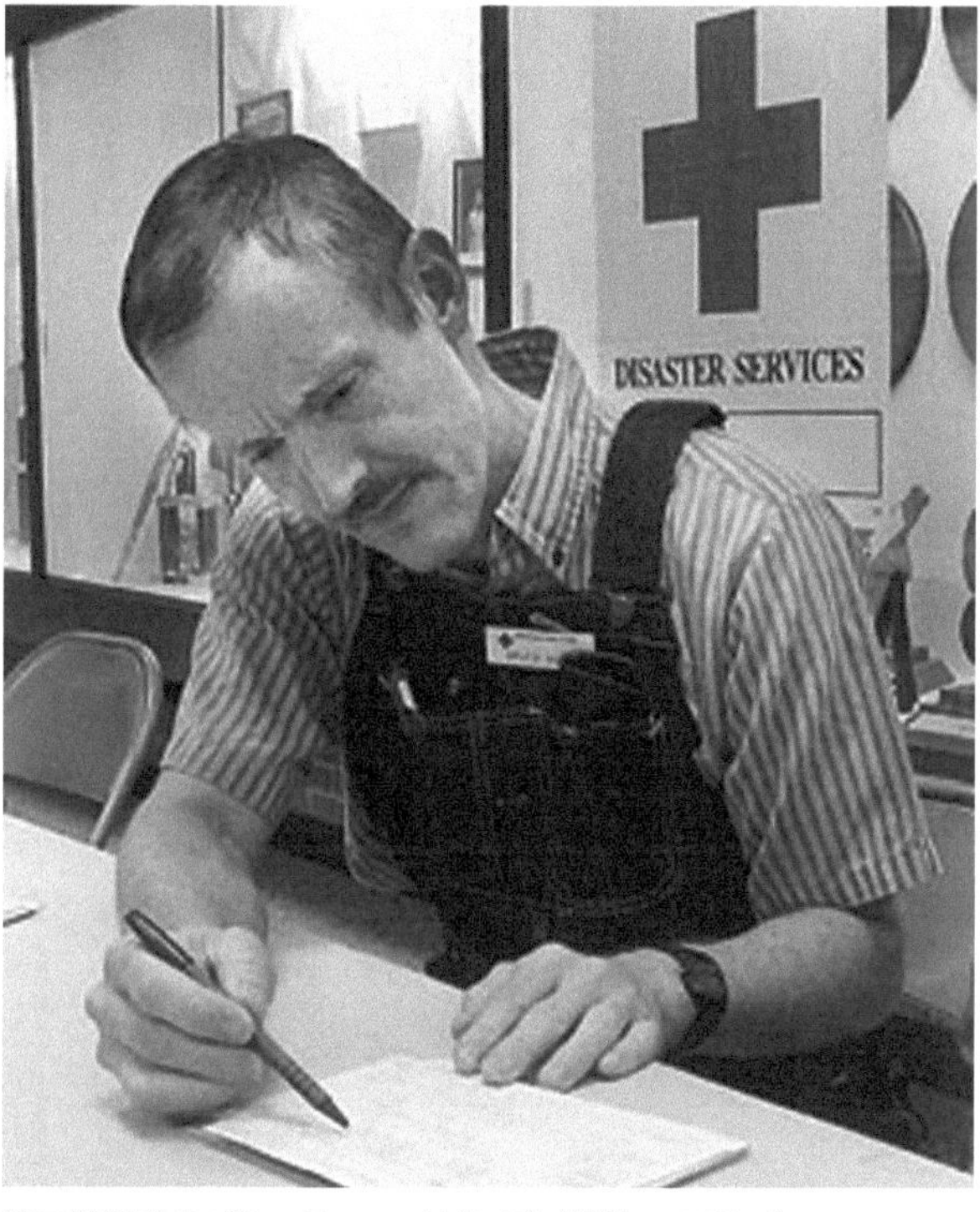

第二嫌疑者のブルース・アイビンズ（提供：アフロ）

で使われていたのはタルク（Talc）であった。これは、以前アメリカ陸軍の炭疽菌武器に使われていたものであり、炭疽菌の専門家であるはずのアイビンズとしては初歩的なミスであった。

●事件の2か月前に、アイビンズは冷凍乾燥器を借りていた。炭疽菌は、高酸素の状態で培養すると芽胞と呼ばれる安定的な構造に変化する。それを遠心分離にかけ、さらに冷凍乾燥器に入れて乾燥させると、粉末状の炭疽菌ができる。「冷凍乾燥器を何のために使ったのか」というＦＢＩの質問に対し、彼は答えられなかった。

手紙に秘められた暗号

このような状況証拠から、ＦＢＩはアイビンズを被疑者として調査し始めた。24時間の監視に加え、彼の過去も洗いざらい調べ上げた。神経衰弱で精神科医の診察を受けていたこと、過去のガールフレンドに未練を抱き手紙を出したりしていることなど、興味深い事実がいくつか上がってきたが、中でも注目すべきは彼の趣味であった。

それは、「暗号を解くこと」であった。ある晩、彼がごみを捨てた際、ＦＢＩはごみ収集の会社に働きかけ、その中身を調査した。その中には、暗号に関する本が2冊入っていた。これを見て、ＦＢＩが想起したのはテロの際に送られた手紙である。この中に彼の趣味である暗号が入っているのではないか？　手紙の文面は以下のようなものであった。

09-11-01
THIS IS NEX**T**
TAKE PEN**A**CILIN NOW
DE**A**TH **T**O AMERICA
DEATH **T**O ISRAEL
ALLAH IS GREA**T**

この手紙を日本語に訳してみると、次のようになる。

２００１年９月11日
これで終わりではない
ペニシリンをとれ
アメリカに死を
イスラエルに死を
神は偉大なり

さて、この手紙の特徴は、写真を見ていただければよりわかるかと思うが、ＴとＡが太字になっているということである。ＦＢＩはすぐにこれは暗号を含んだ手紙であると察して、その解読を試みた。以下に、その推理を記してみよう。

●２行目の「ＰＥＮＡＣＩＬＬＩＮ」だが、これは正しくは「ＰＥＮＩＣＩＬＬＩＮ」であり、注目すべき点はＩをＡとスペルミスしているということである。これは読

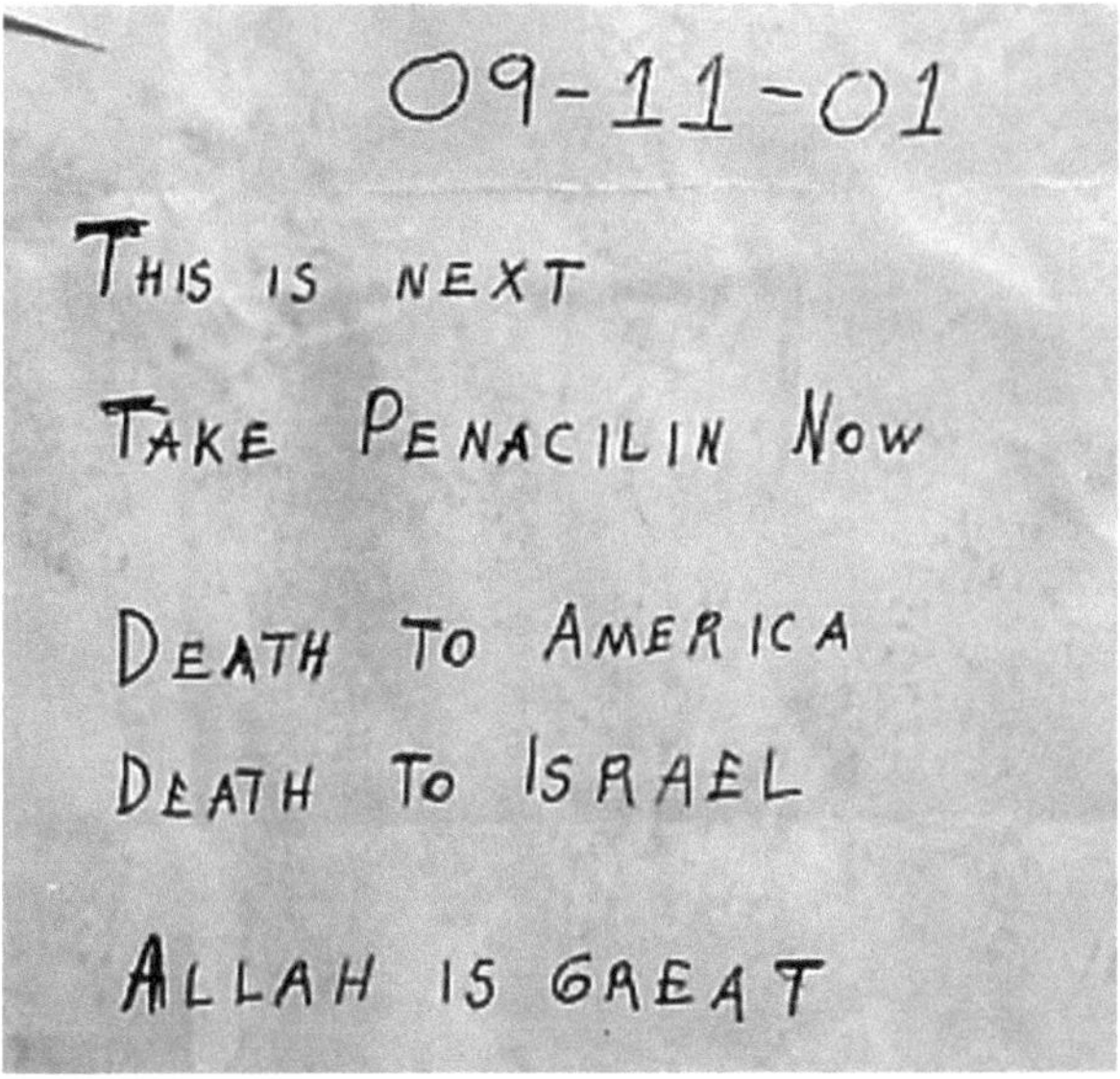

09-11-01

THIS IS NEXT

TAKE PENACILIN NOW

DEATH TO AMERICA

DEATH TO ISRAEL

ALLAH IS GREAT

封筒の中に入っていた手紙の文面（提供：アフロ）

者に注意を促すためで、Ａは暗号の一部であるということを暗示しているのではないか。

太文字のＡとＴを順番に並べると「ＴＴＴＡＡＴＴＡＴ」となる。これはＤＮＡの塩基配列を示すものである。ＤＮＡは二重らせん構造であり、もう一方の塩基配列は「ＡＡＡＴＴＡＡＴＡ」となる。

この配列がメッセンジャーＲＮＡに転写されると、その結果は「ＵＵＵＡＡＵＵＡＵ」となる。この文字列を３文字ずつ「ＵＵＵ」「ＡＡＵ」「ＵＡＵ」に分けると、これらはそれぞれ一つのアミノ酸の遺伝暗号に対応する。ＵＵＵはフェニルアラニン（Phenylalanine）、ＡＡＵはアスパラギン（Asparagine）、ＵＡＵはチロシン（Tyrosine）を意味する。

● さらに、これらのアミノ酸にはそれぞれ1文字で表現する略号があり、フェニルアラニンはF、アスパラギンはN、チロシンはYとなる。

この暗号の手紙に、アイビンズの本音が隠されている。アミノ酸の正式名称の頭文字を並べると「ＰＡＴ」となるが、これは彼が恋慕していた昔の同僚女性の名前と一致していた。そして、アミノ酸の略号を並びてみると「ＦＮＹ」、つまり「Ｆｕｃｋ　ＮｅｗＹｏｒｋ」の略語と一致する。このような暗号化は、生化学、微生物学、分子生物学を理解した人だけができるものであったが、アイビンズは微生物学で博士号を取得していた。

このように、ＦＢＩは一見何の変哲もない手紙に暗号が隠されていると推理したのであった。

幕切れと思惑

　これらの証拠から、ＦＢＩはアイビンズが犯人だと確信し、殺人容疑で逮捕することに決めた。そのため、彼の自宅を2回家宅捜索し、彼が研究所に出入りすることを禁じた。しかし、刻一刻と捜査の手が迫る中、その幕切れはあっけないものだった。アイビンズは鎮痛剤のタイレノールと麻薬のコデインを多量に飲み、２００８年の7月29日に62年の人生を閉じた。

　ＦＢＩはこのテロ事件の捜査のために、のべ９１００人からの聴取を行い、75人の科学者を動員し、そして7年の歳月をかけて、ようやくアイビンズにたどり着いた。日本で起こったサリン事件が、松本《まつもと》市でのサリン散布からわずか2か月でオウム真理教を特定するに至ったのと比べると、はるかに膨大な時間と労力をかけている。ただし、単独犯か否かという相違点も挙げられるだろう。

　しかし、このように多大なリソースを割いたにもかかわらず、ＦＢＩとしては、事件が被疑者死亡でケース・クローズしたことはむしろありがたいことだったかもしれない。というのも、第一嫌疑者としてハットフィルが挙げられた時に、ＦＢＩの主任はアメリカの国会に対して「犯人はこの人物で間違いない」と証言していたが、結果彼を立件することはできず、この時点で面目は丸つぶれとなっていたからである。

さらに、次の嫌疑者であるアイビンズについても、状況証拠は多々挙げられている一方で、ついに彼が実際に炭疽菌の芽胞の粉を封筒に入れる瞬間をキャッチできたわけではなかった。また、彼の車や家からも炭疽菌の存在は見つけることができず、裁判に持ち込まれた際に証拠不十分となる可能性は大いにあった。

しかし、いったいなぜ、アイビンズはこのような事件を引き起こしたのであろうか。公式見解は以下のようなものだ。彼が所属していたアメリカ陸軍は、炭疽菌が生物兵器として使われる場合に備え、ワクチンの開発を行っていた。そのプロジェクトの主任がアイビンズであったが、彼はその予算の少なさに不満を持っていた。そのような中で、炭疽菌によるテロを起こすことで世間を騒がせたら、その予算が増えるのではないかというのが彼の目論見《もくろみ》だった。要するに、自作自演である。たしかに、彼の思惑通りに、アメリカ政府が出す炭疽菌テロに対する予算はぐっと増えた。もっとも、その時には、彼はすでにこの世を去っていたのだが。

さて、先に述べたように、私は彼が勤めていたＵＳＡＭＲＩＩＤから6年間研究費をもらっていたので、その研究所に行ったことがあり、またその所長であったデビッド・フランツ氏をよく知っている。

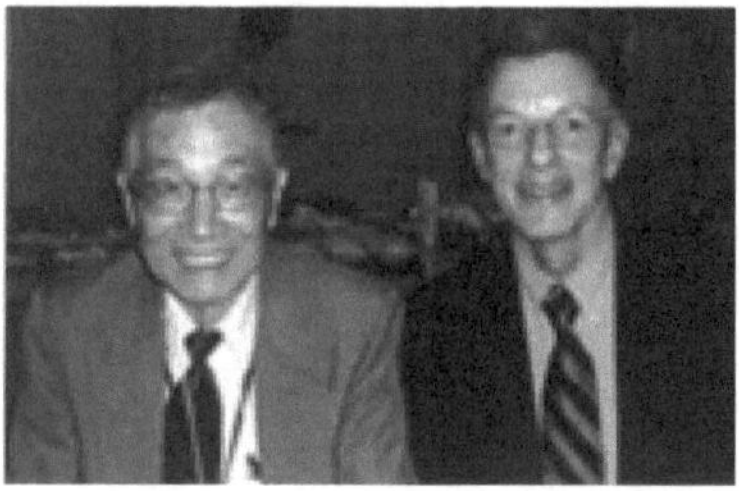

ブルース・アイビンズが勤務していた研究所の所長デビッド・フランツ氏と撮影した写真

彼は、アイビンズが嫌疑者として発表されたとき、研究所の誰もが信じなかったと話していた。研究所内のアイビンズの評判はすこぶる良いもので、「あんなにいい人がこんな事件を引き起こすわけがない」とみな思っていたという。アイビンズのエピソードは人間には誰しも表と裏があり、一目見ただけではその人の本当の性質はわからない、ということを教えてくれる。

この事件の影響

大国アメリカで起きたこのテロ事件は、世界的なインパクトがあった。この事件によって生物兵器がテロに使われる可能性が知られることになり、各国は争ってその防衛策の開発に乗り出した。私個人の例を取ると、この事件以来、各国から生物テロについて話してくれという依頼が殺到した。また、イギリスで軍事雑誌を刊行しているJane's Information Group から1年間の契約で生物テロについて書いてくれとの依頼が来た。頼まれて仕事をすることは自分の勉強にもなるので、私はこの要請を引き受けた。原稿代は1字につき5セント（約5円）だったが、自分で字数を数えるのも大変なので、書き終わったら秘書に字数を数えてもらい投稿していた。

アメリカで起きたこのテロは世界中で様々な反響を呼んだが、逆にアメリカ国内ではその後ほとんど報道されていない。おそらく、当初犯人をアラブ系のテロリストと想定していたにもかかわらず、蓋《ふた》を開けてみればアメリカ人、その上アメリカを守る立場の軍人が犯人ということで、目を伏せているのであろう。誰でも自分の悪い点は言いたくないものである。

オウム真理教が引き起こした大事件

ここまで、アメリカで起きた事例を見てきたが、やはり日本人にとって強烈に印象に残っているのは、松本サリン事件（1994年6月27日）と東京地下鉄サリン事件（1995年3月20日）だろう。日本、いや世界でも有数の犯罪事件であることは、周知の事実である。

事件当時、長野県衛生公害研究所（現長野県環境保全研究所）の分析で、使われた薬物がサリンであるということは判明したが、誰がどこで作っているかはわからなかった。そのような中で、私は科学警察研究所から依頼を受け、アメリカ陸軍から提供された、土壌からサリン分解物を検出する方法を使って、その製造元がオウムであることを突き止めた。私はその功労で天皇陛下より旭日中綬章をいただいたが、一連のサリン事件の解決で叙勲されたのは私一人だけとのことで大変恐縮している。

その後、日本政府の特別の配慮で、サリン事件に関わり死刑を宣告されていたオウム真理教の中川智正《なかがわともまさ》医師と面会を許され、計15回直接話を聞くことができた。面会の大部分は東京拘置所で、最後の面会のみ広島拘置所でなされた。オウムの死刑囚13人は、はじめみな東京拘置所に置かれていたが、最後の数か月は各地の拘置所で絞首刑が行われるところに移された。

私は中川死刑囚からオウムの内側からの事情を説明してもらったので、今まで明らかになっていない事実を多く知ることができた。たとえば、以下のようなことだ。

① サリンの製造においては、ロシアなど外国の援助は一切なく、教団の中のみで製造した。より正確に言えば、土谷正実《つちやまさみ》死刑囚がほとんど一人で製造した。

② 教団はサリンなどの化学兵器よりも先に、生物兵器を作ろうとしていた。サリンの印象が強いため、はじめから化学兵器を使ってクーデターを試みた、と考えられていたが、正しくは生物兵器の製造が失敗に終わってから、化学兵器の製造へと変更

した。

③　サリンプラントがあった第7サティアンは、合計70トンのサリンを製造するのが目的であった。案外知られていないのは、教団はそれに並行して大量の火薬を作る製造所を造ろうとしていた。その前に、当局がサリンの製造を突き止めたため、火薬

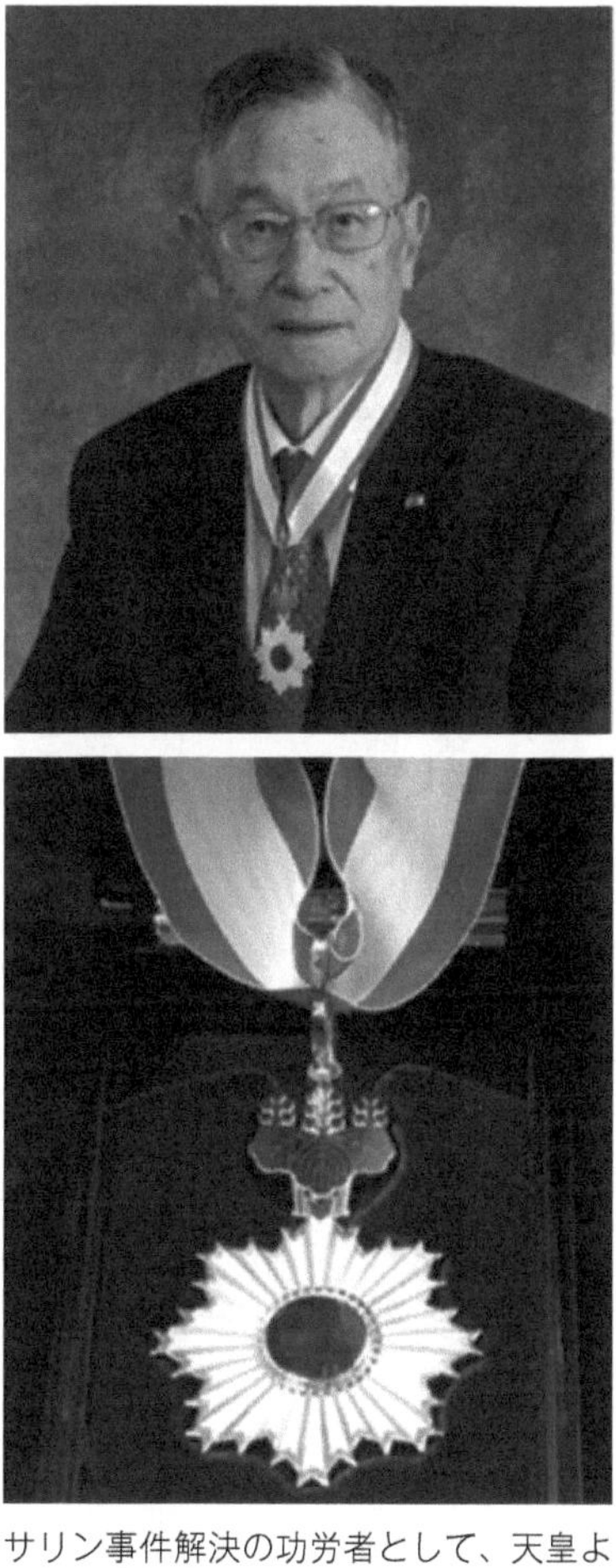

サリン事件解決の功労者として、天皇より旭日中綬章をいただいた

の製造所を造ることはできなかった。

④　オウムはサリンのみならず、ＶＸ、ソマン、シクロサリン、タブン、マスタードガス、ホスゲンなどの化学兵器を作っていた。そのほか多くの麻薬、麻酔剤、爆薬を製造していた。

一宗教団体がかくも大規模に化学兵器を作ったことには、まったくもって驚きしかない。この事件は「化学兵器、生物兵器は、勉強してある程度知識があるものなら誰でも作れる」ということを世界に証明したのである。

世界初のＶＸによる殺人

ＶＸによる殺人についても触れておこう。詳しくは第３章で述べるが、ＶＸは１９６０年代にアメリカで完成された毒ガスである。特に新しい毒ガスではなかったが、初めて人に対して使われたのが１９９４年——すなわちオウムによる事件であった。この事

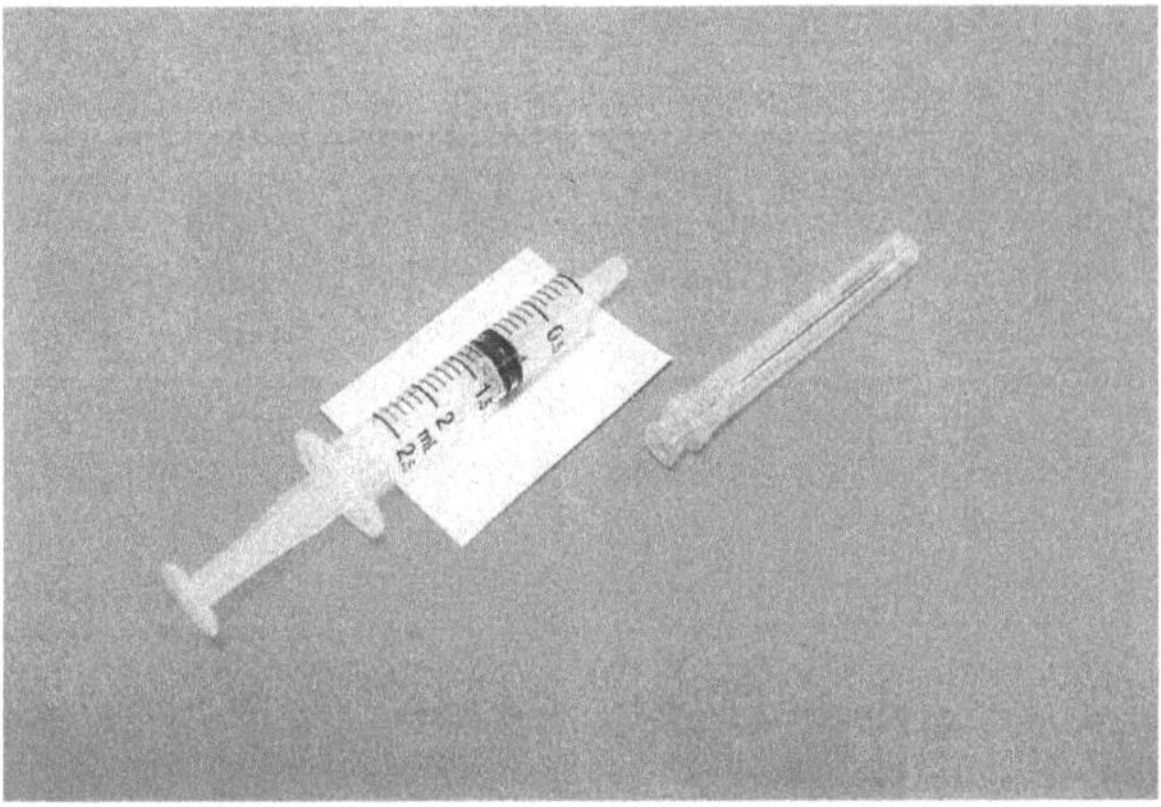

水野氏を VX で襲った時の注射筒と VX を垂らした容器
中川智正死刑囚提供

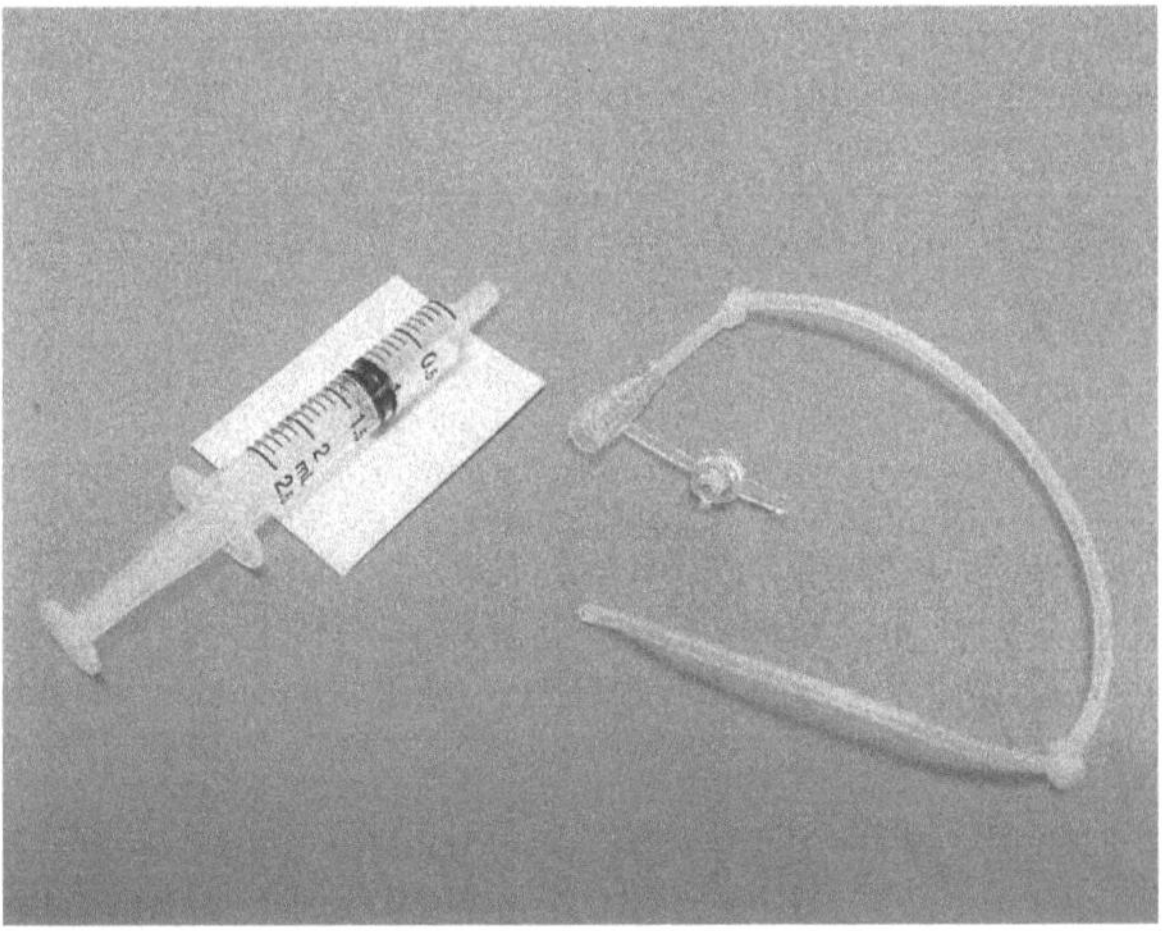

永岡氏を VX で襲った時の注射筒とチューブ
中川智正死刑囚提供

件で教団は、水野昇氏と永岡弘行氏の2人を重症に陥れ、1994年の12月12日に大阪で濱口忠仁氏を殺害した。

オウム真理教によるVXの殺人は、サリン事件と比べると比較的報道が少ない。疑問として出てくるのは、サリンよりも毒性が強いVXをなぜはじめから作らなかったのかということだ。この点について拘置所で中川死刑囚に聞いたところ、彼は「サリン生成の首謀者であった土谷正実死刑囚が、製造過程でのVXの危険度を鑑《かんが》みて、サリンの方を製造することにした」と話していた。

もっとも、その後教団はVXの製造にも着手することになるが、一番はじめに作ったVXは効果がなかったようだ。毒の種類を同定するマススペクトル（分子構造の情報を示すもの）はVXを示していたため、合成は成功していたようだが、この時のVXは「VX塩酸塩」であったため、影響が表れなかった。しかし、のちに純粋なVXを製造し、彼らはこれを使用することになる。

ちなみに、VXを用いた事件で、重症と死亡を分けた要因は接触の状況である。重症となったケースでは、実行犯はVXを首の所から垂らしたので、VXは皮膚から体内に侵入した。一方で、死亡したケースでは振りかけたのでなく、ＶＸの入った注射針が直接被害者に刺さったので、筋肉注射のような形になった。そのため、ＶＸが直接体内に入り、被害者はすぐに死亡したのであった。

第2章　戦争と毒――イラン―イラク戦争・日華事変

第1章では、アメリカで起きた炭疽菌《たんそ》テロを取り上げて、これらの兵器がいかにしてテロに使われるかを見てきた。本章では、より大規模な戦争と化学兵器の関わりについて、論じてみたい。取り上げるのは、イラン－イラク戦争、そして戦中の日本についてである。いずれも、毒ガスや神経ガスが相当な規模で使われた例である。日本の例については、その後の処理の問題まで含めて見ていくことにする。

最後の切り札、毒ガス

読者諸賢の中には、１９８０年に勃発《ぼっぱつ》した中東の戦争を覚えていらっしゃる方もいるかもしれない。１９８０年９月22日、イラクは突然イランへと侵攻した。いわゆるイラン－イラク戦争（以降、イ－イ戦争と呼ぶ）である。イランはイラクより３・５倍ほど大きい国で、イラン人はこぞって戦地に志願しイラクに反撃した。そして、戦争開始から2年後、イランは盛り返して、逆にイラクへと侵攻した。この時、イラクの指導者サダム・フセインが最後の切り札として使ったのが、毒ガスである。この章では、イ－イ戦争全体像というよりも、その中で行われた化学戦について紹介しよう。

戦争の背景

１９７９年、海外に亡命していたシーア派の指導者アヤトラ・ホメイニは、当時のイランの国王であるシャー・パーレビの政府を転覆させ、国王は外国へと亡命した。いわゆる、イラン革命である。ホメイニは政権を確保すると、今までの役人や軍人を裁判にかけ処刑してしまった。

その10年ほど前の１９６８年、私はイランで開かれた国際熱帯医学会大会に招待され、講演をしたことがある。その学会の開会式では、当時のイランの首相も演説していたが、彼もホメイニが政権を奪ったのちに処刑されてしまっていた。特に軍隊は上層部の軍人

イランの国土はイラクより3.5倍ほど大きい

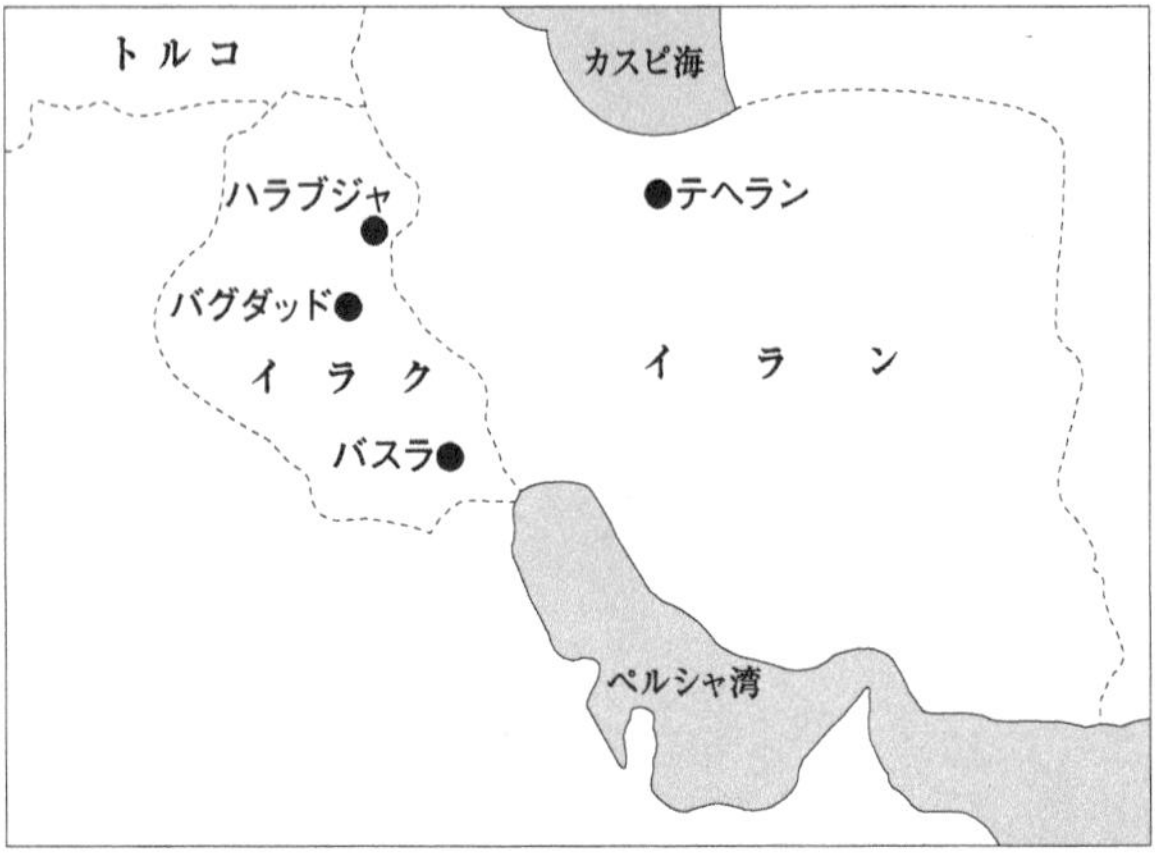

（出典：外交青書第32号を元に作成）

がほとんど殺されてしまい、イラン軍はもぬけの殻になっていた。

この時、イランを虎視《こし》眈々《たんたん》と狙っていたのが当時のイラクの指導者、サダム・フセインである。イラン軍に戦闘能力が残っていないと見たフセインは、この事態に乗じて、国境のあらゆるポイントからイランの国内へと攻め込んだ。イラクがいきなり攻めてくるとは夢にも思わなかったイランは、いたるところで敗北し、国全体が陥落の危機に襲われた。

しかし、多くのイランの若者たちはこの国難に対し、率先して戦地へと志願した。のちに聞くところによると、開戦当時、イランはイラクより装備が貧弱で、多くの若いイラン兵たちがイラクの地雷によって戦死していた。しかし、それでも士気は下がらず、多大な損害を出しながらも、次第に戦線はイラン国内からイラク国内へと移っていった。

1986年に、私はサウジアラビアにコンサルタントとして招かれたことがあるが、その時スーダンから来た科学者と一緒になる機会があった。話を聞くと、イ－イ戦争当時、そのご令嬢がイラクのバスラというイランとの国境に近い都市の医学部に留学していたという。しかし、当時イランの総攻撃でバスラは包囲され、大学の構内にも砲弾が落ち、大学はほとんど閉鎖の状態だったと話してくれた。

どのように毒ガスを使ったか

2007年、私は国連のOPCW（化学兵器禁止機関）とイラン政府の招きにより、テヘランで開かれた「化学兵器による被害」という学会で講演をした。その際、イラン政府のサポートにより、イラン軍の化学戦で負傷した兵士の後遺症を調べる機会に恵まれた。以下では、その知見を基に、イ－イ戦争の化学戦の全貌《ぜんぼう》を明らかにしていきたい（以下に掲載する多くの写真は、イ－イ戦争でイランの軍医として治療にあたった、Syed Abbas Foroutan 氏より提供いただいた。改めて、ここで感謝の意を述べておく）。

劣勢が明らかになってきたイラクが、フセインの指示により毒ガスを使い始めたのは1982年ということがわかっている。イラクは多種多様な毒ガスを使ったが、中でも多く使われたのは、びらん性のマスタードガス（イペリット）と呼ばれるものである。その総量はおよそ3900トンにも及ぶ。これらの毒ガスは砲弾、ロケット弾、爆弾の弾頭に入れて使われた。その数、砲弾が約5万4000発、ロケット弾が約2万7000発、爆弾が約1万9500発である。この数字からわかるのは、イラクは驚くほど大量に毒ガスを使った、ということである。

激痛を及ぼすマスタードガス

マスタードガスは第一次世界大戦の際によく使われた毒ガスである。この毒ガスは、

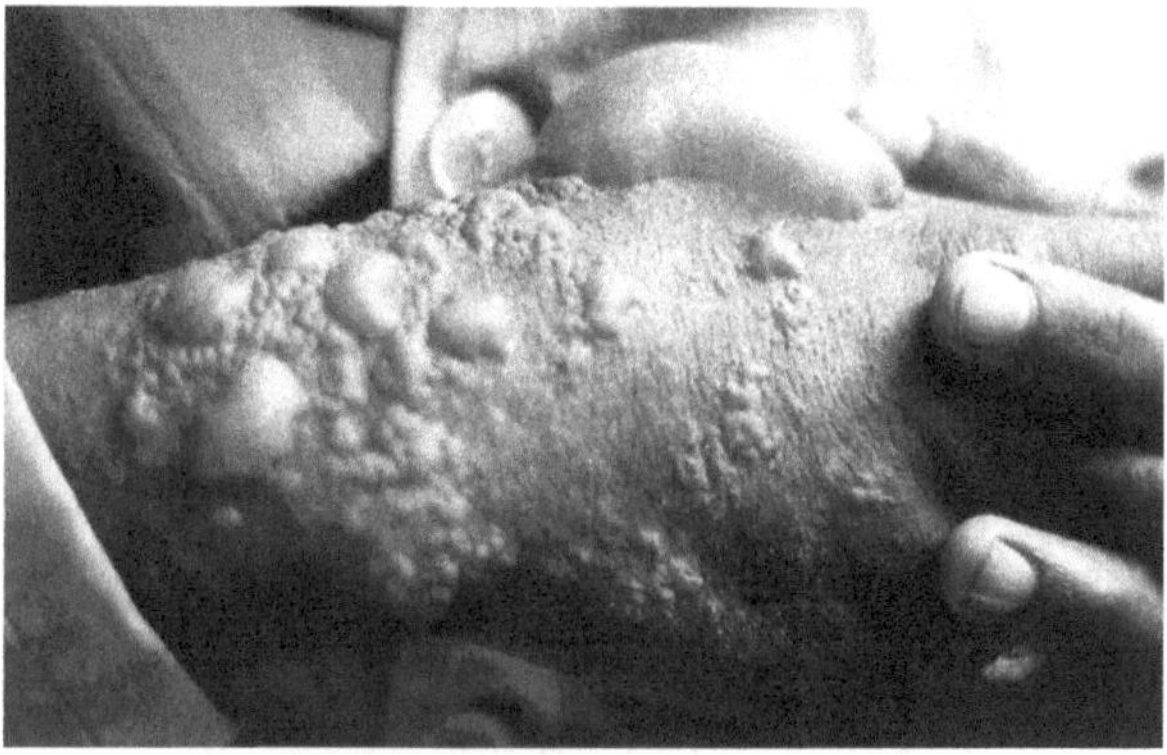

マスタードガスによって腐食した皮膚

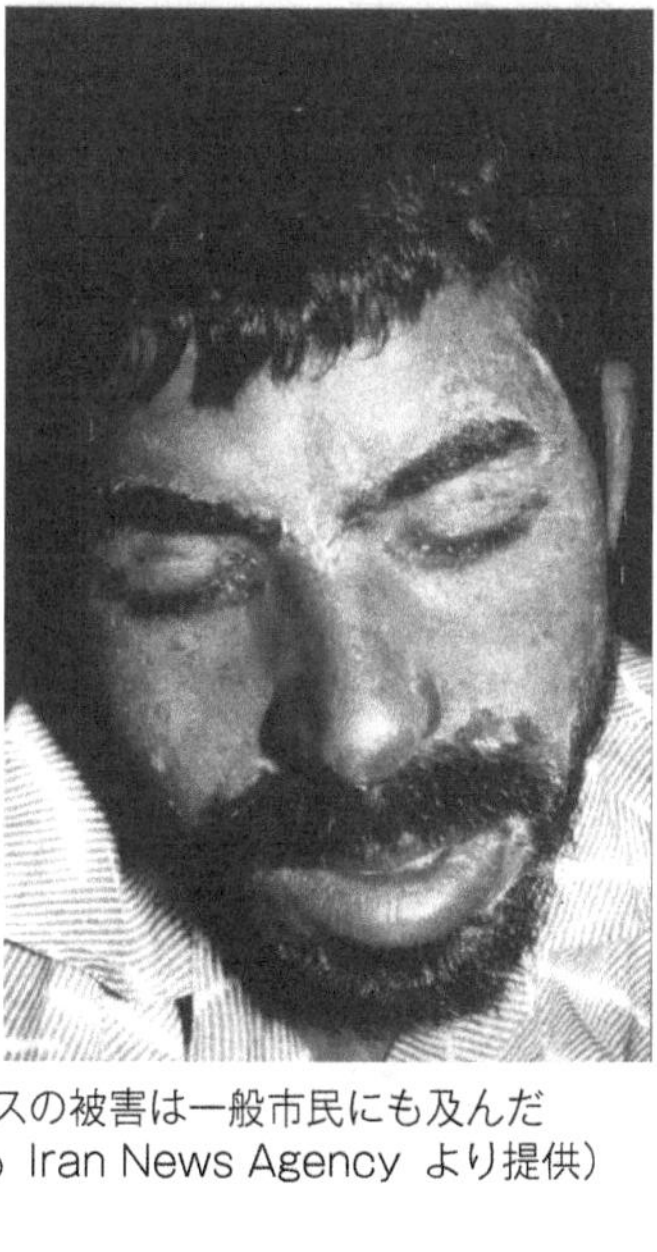

マスタードガスの被害は一般市民にも及んだ
（上下どちらも Iran News Agency より提供）

接触すると即座に組織がただれ、激痛を及ぼすものである。しかも、このガスには特効薬はなく、ただ痛みをやわらげる対症療法しか存在しない。

イ－イ戦争でも一番多かったのはこの毒ガスによる被害であった。写真はその際のマスタードガスによる被害の例である。重症者はイラン国内では対処できず、オーストリアやスイス、スウェーデンに搬送したのち治療することになった。

私が招かれたテヘランの学会には、当時治療にあたったイラン国外の医者も参加していた。彼の専門は火傷であったが、それでもお構いなしに治療にあたったという。火傷による皮膚や目の被害とマスタードガスのそれは、うわべ上は相似性があるが、基本的には全く別の症状であり、どうやって治療すればよいのか途方に暮れた、と彼は話していた。

毒ガスの「花形」、神経ガス

神経ガスは、第二次世界大戦中にドイツで初めて作られたが、実戦では使用されなか

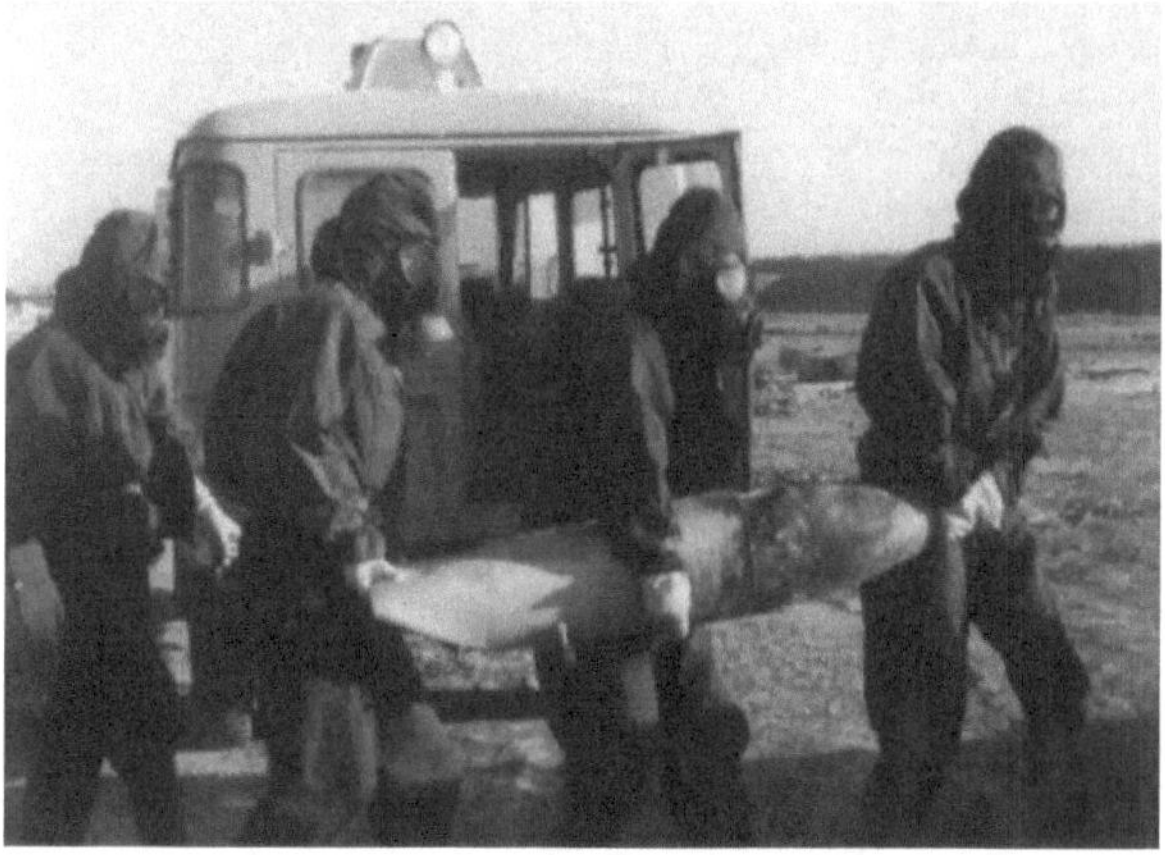

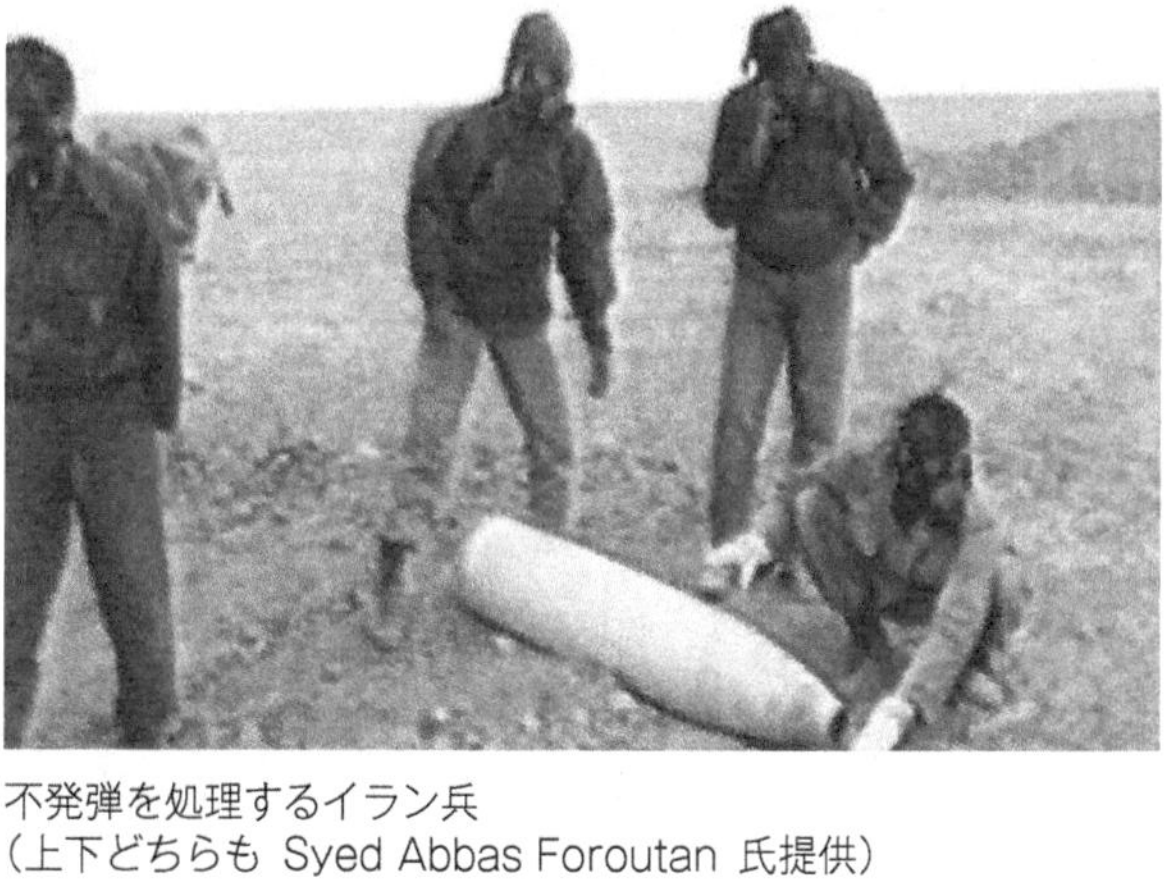

不発弾を処理するイラン兵
（上下どちらも Syed Abbas Foroutan 氏提供）

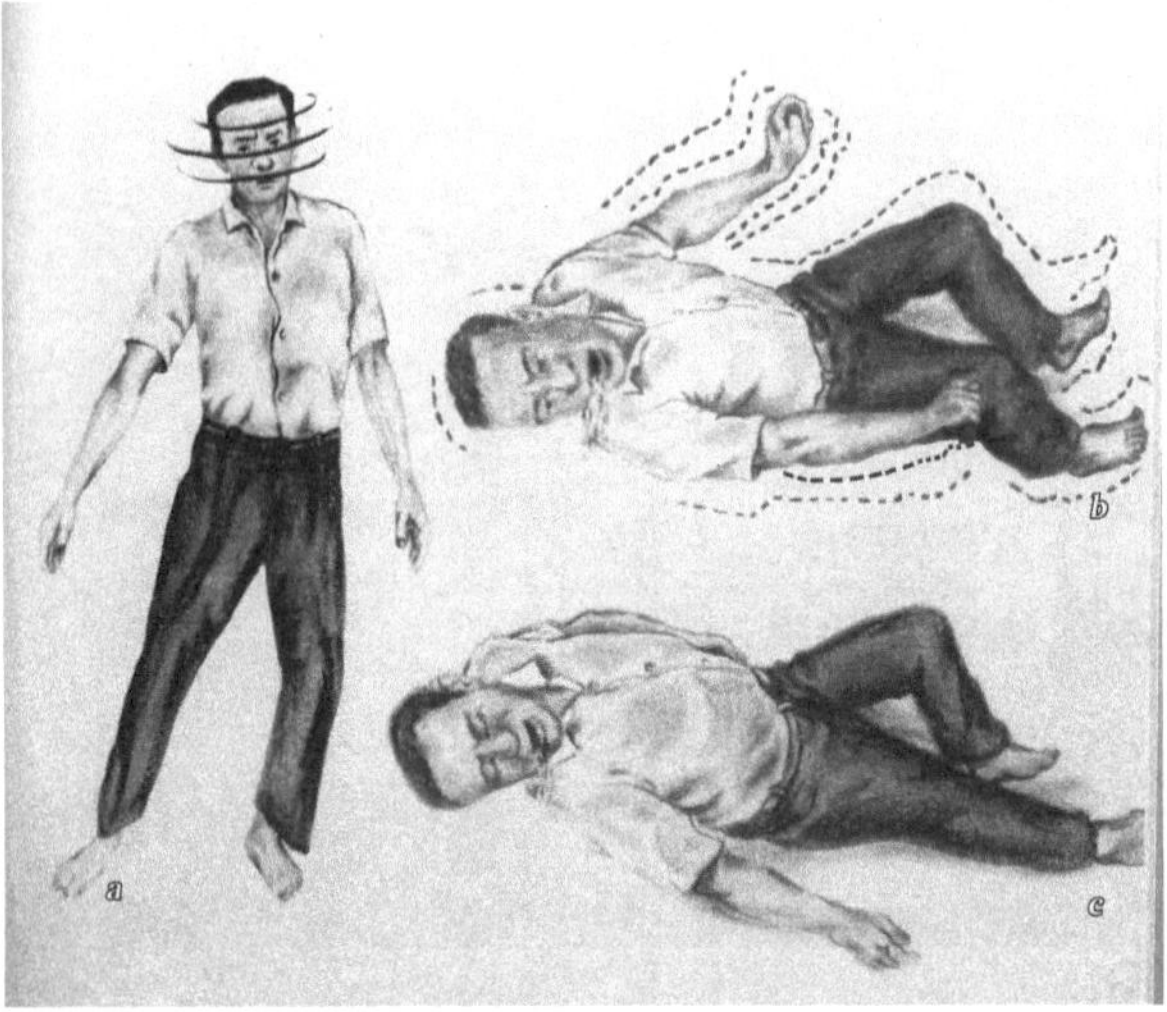

サリンの被害者が倒れる図
（Syed Abbas Foroutan 氏提供）

った。これが初めて使われたのが、イーイ戦争である。神経ガスは毒性が他の毒ガスよりも強いので、多くの国で主要な化学兵器となっており、いわば毒ガスの「花形」といえる。

イラクが神経ガスのうちで一番多く使ったのは、タブンと呼ばれるものである。日本人に馴染《なじ》み深いサリンも使われたが、こちらは比較的少量であった。しかし、イランの軍医は私に「当時、戦場ではどの神経ガスが使用されたかは判別がつかなかった」と話していた。おそらく毒ガス検知器（Chemical Agent Monitor）

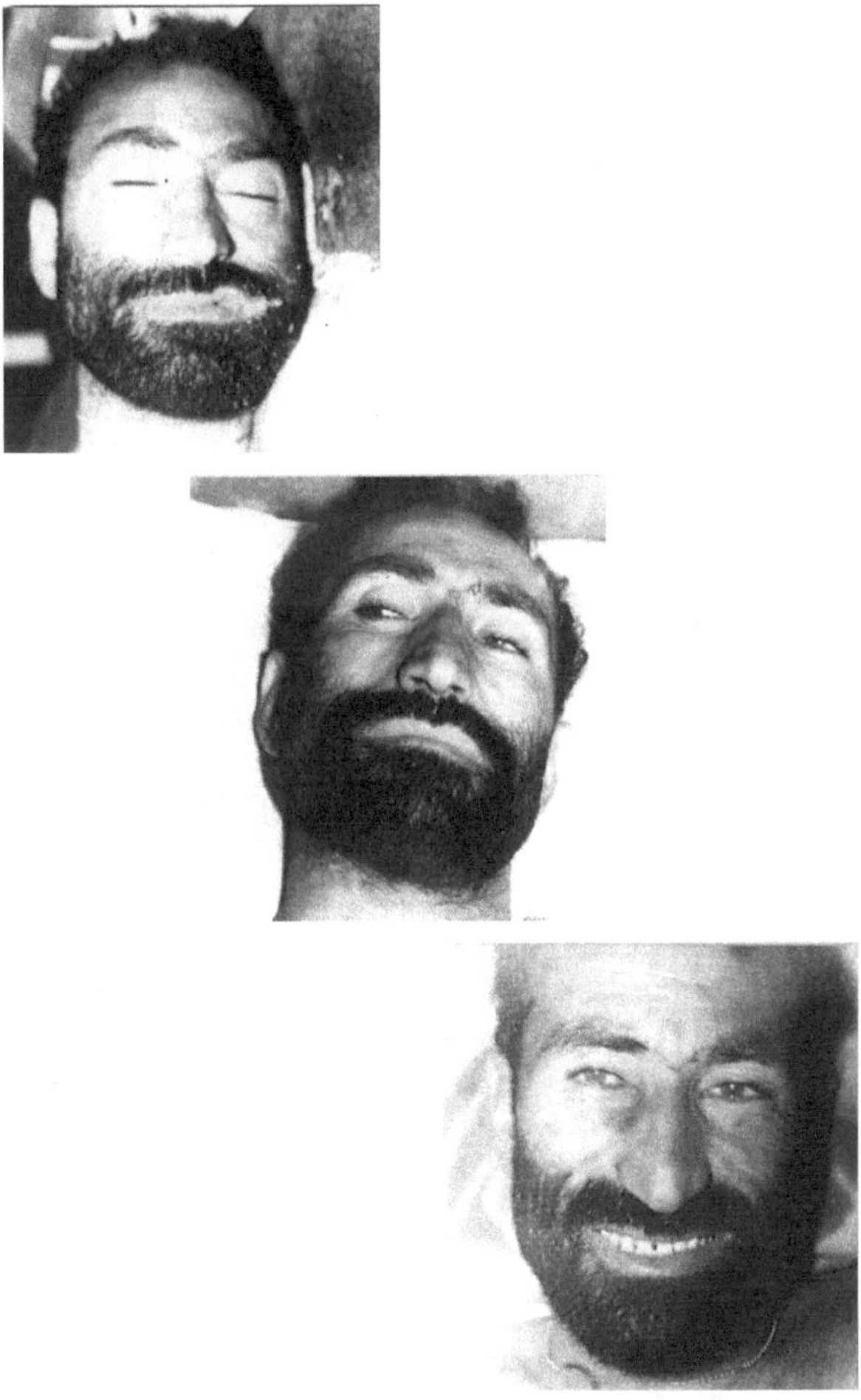

タブンの被害を受け意識不明になったイラン軍の兵隊（上）。その後、運よく自然に回復し（中）、18 時間後には完全に意識を取り戻した（下）（Syed Abbas Foroutan 氏提供）

がまだなかったためだろう。軍医からいただいた写真には不発の爆弾や砲弾が写っているが、それを後方に運び分析することで、どんな毒ガスをイラクが使用したかを後追い的に判別したということである。

神経ガスの治療方法だが、イ－イ戦争の時にはアトロピンと呼ばれる薬物を主に使った。通常、これらの治療に用いられる特効薬はパム（PAM、プラリドキシムヨウ化メチル）というもので、地下鉄サリン事件の際に使われたのもこの薬である。テヘランの学会の際にもしきりにその使用について質問されたが、イ－イ戦争当時は、イランはこの薬を持っていなかった。

もっとも、治療に使ったアトロピンも絶対的に量が少なく、被害を受けた兵士全員に使うことはできなかったという。人によっては治療せずともひとりでに回復する場合もあったが、治療を受けられずに死んでしまった兵士も多くいた。しかし、全体を通してみれば、タブンやサリンによる死傷者は比較的少なかった。その理由は、使用量の少なさもあるが、同時にガスの濃度も低かったためである。

ハラブジャの悲劇

イ－イ戦争で毒ガスが使われる中で、最も悲惨だったのが、「ハラブジャ（Halabja）の悲劇」と呼ばれるものである。この犠牲者となったのは、自らの国を持たない民族であるクルド人であった。

クルド人はイラン、イラク、シリア、トルコに散在している。常に独立の機運を持っているため、現地の政府との関係はしばしば悪化する。ハラブジャの悲劇の犠牲者はイラク北部に住むクルド人であったが、その背景にもイラク政府との軋轢《あつれき》があった。彼らは独立を希望していたが、イラク政府としては彼らの居住地が石油の産出地であるため、強硬な姿勢を見せていた。そのような中で、クルド人たちはイ－イ戦争においてもイラン側に立ち、反発を示していた。これに怒ったフセインが、その報復として村全体に毒ガスを散布したというのが、ハラブジャの悲劇の概要である。

フセインは兵士を進軍させるとともに、飛行機、ヘリコプターなどの爆撃機を用いて、

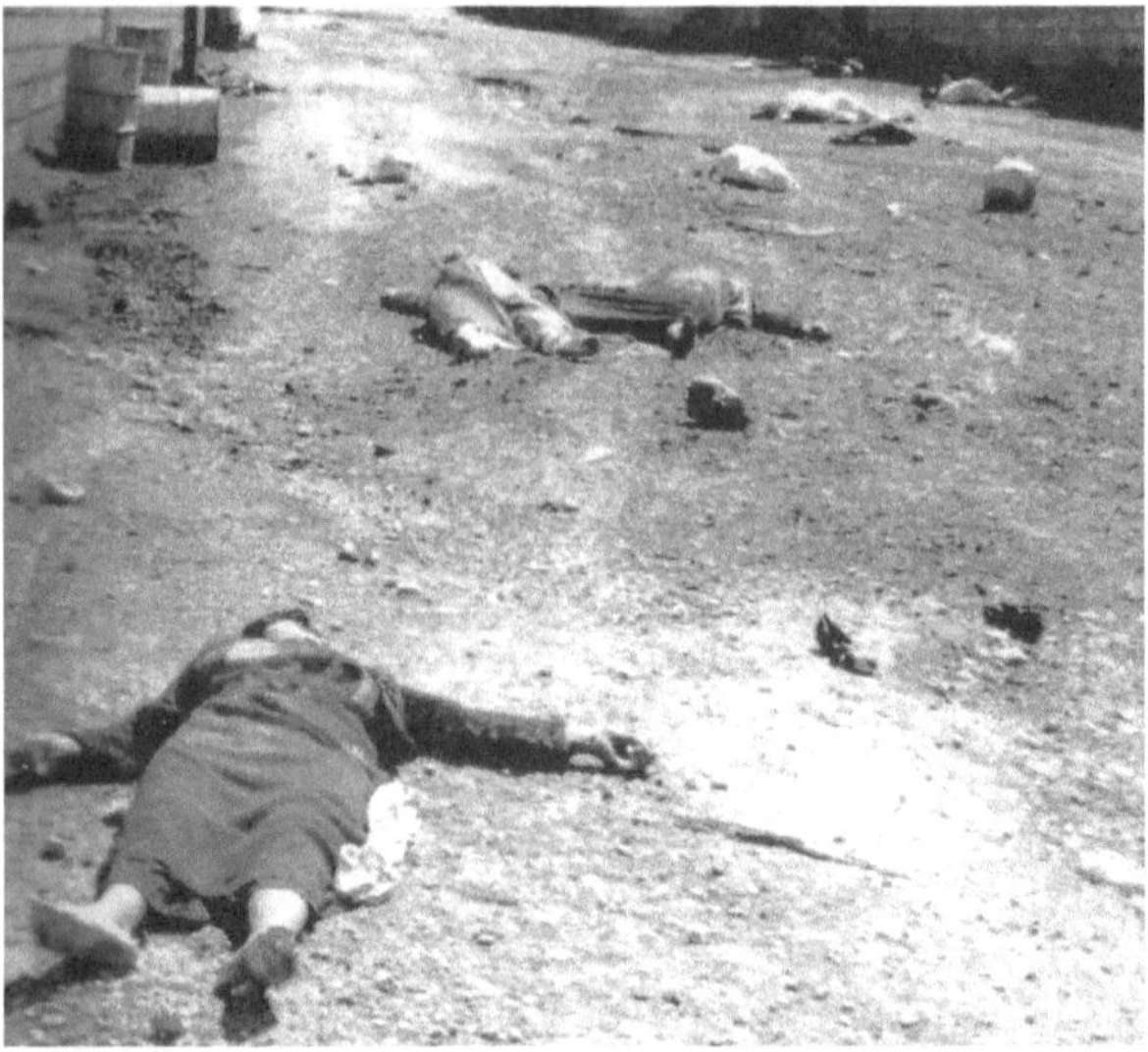
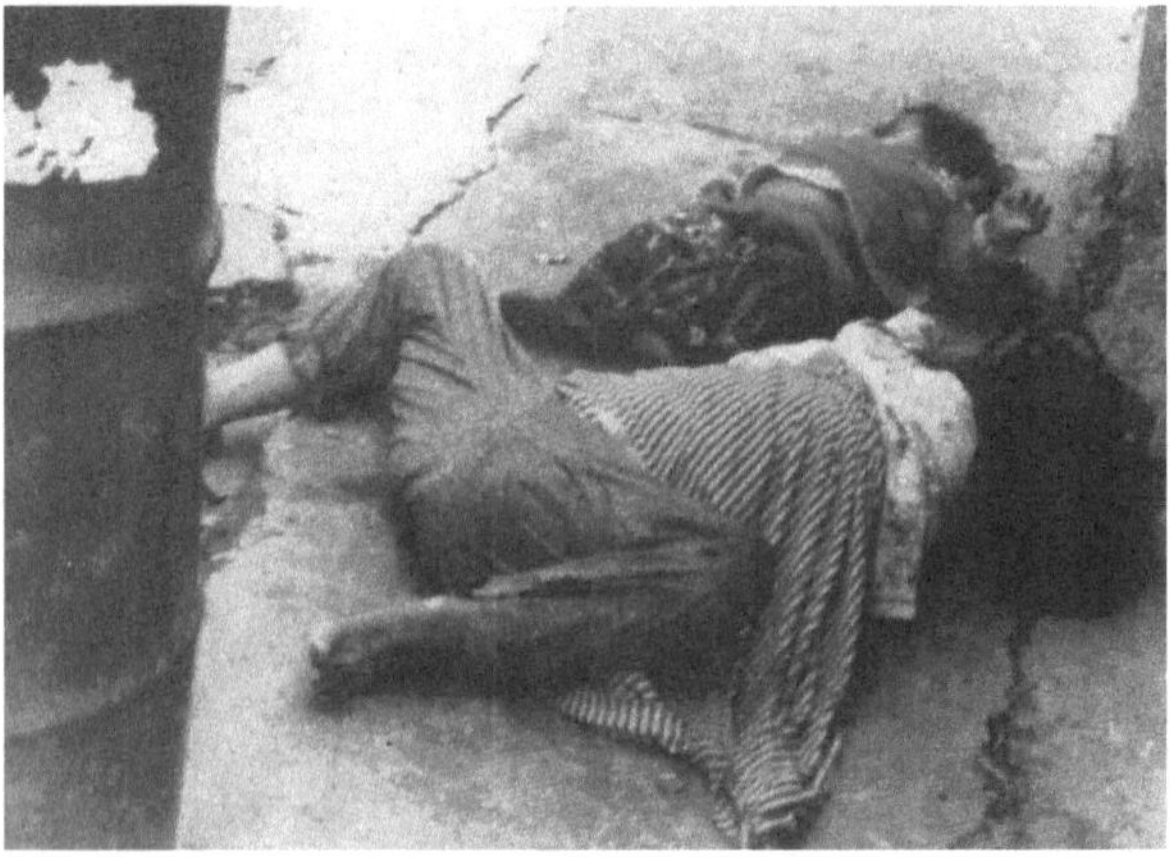

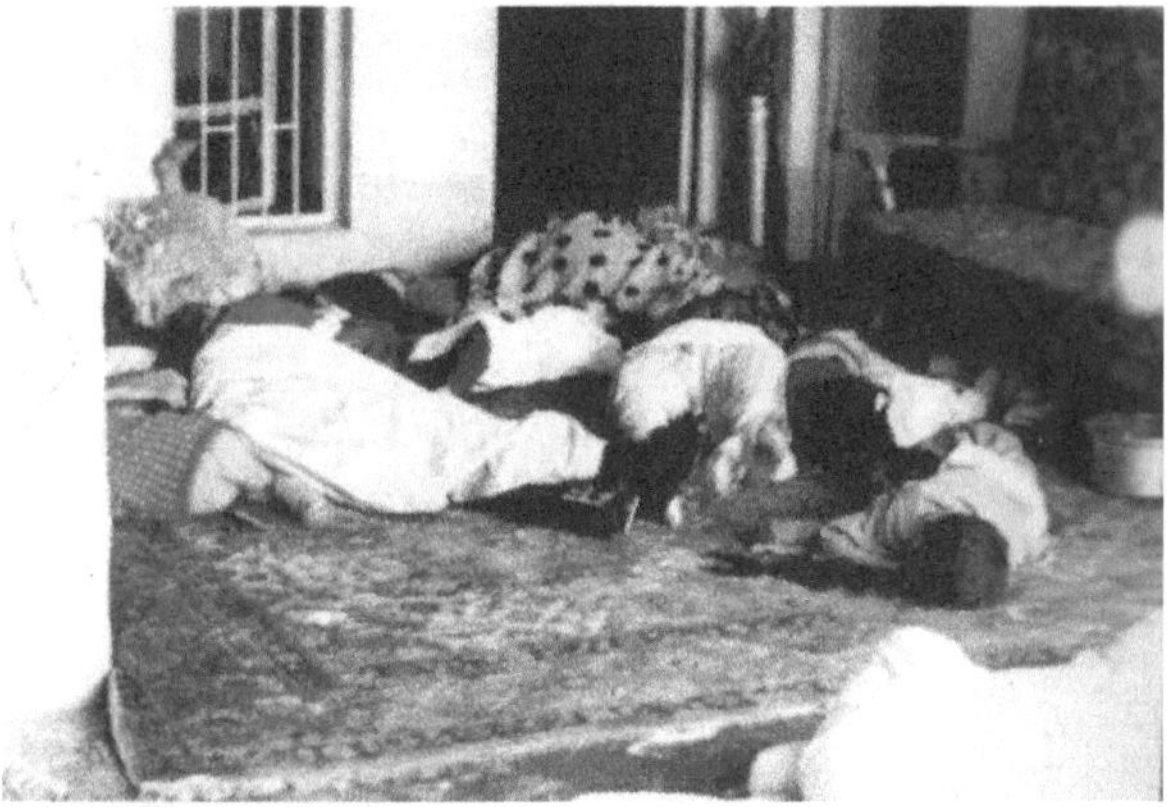

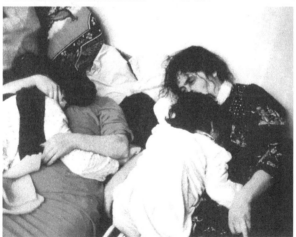

（右）ハラブジャの悲劇の様子。道端でも毒ガスの被害により多くの人々が死亡している
（左）幼い子供も毒ガスによって死亡した
（いずれも Syed Abbas Foroutan 氏提供）

空と地上から砲撃した。はじめに用いられたのは通常の兵器であったが、のちに毒ガスが使われるようになり、住民はいたるところで殺された。死者は約5000人、負傷者は約1万人にも及んだという。この攻撃の指揮者はサダム・フセインの従弟である、アリー・ハサン・アル＝マジード（Ali Hassan al-Majid）である。アリーはこれらの化学兵器の使用によって、*Chemical Ali* と呼ばれていた。写真は、2007年に手に入れた貴重な写真で、なかなか手に入らないものである。ここでは数枚を選んでお見せしよう。

毒ガスは老幼を問わず、また場所にも関係なく、住民全員を襲う。これらの写真からわかるように、人々は自分の家で、庭で、道路で、野原で殺害されている。毒ガスはあらゆる場所に拡散するので、自分の家の中でも決して安全ではないのである。

イラン軍の対応とその後

当初、イランはイラクが毒ガスを持っていることを知らなかったため、はじめは防御もできず、結果として軍人と民間人を合計すると約20万人もの死傷者を出した。この結果、イラン軍の総攻撃は頓挫《とんざ》し、戦線は膠着《こうちゃく》状態になった。この事例は、毒ガスを大量に使用することによって戦局を反転させられる、ということを証明してくれる。

この事態を受けて、急遽《きゅうきょ》イラン側が取った対応としては、以下のようなものだった。

①　ガスマスクの配布
②　地下の野戦病院の設立
③　スタジアムなどを臨時の病院として使用
④　医学部3年生以上の学生を軍医として動員
⑤　医学部の1年生と2年生を衛生兵として動員
⑥　重症の兵士をスウェーデン、オーストリアやスイスに送り治療

地下での野戦病院の設立は割と簡単にできたようである。その理由は、周りが砂漠なので掘削にあまり苦労しなかったためだ。病院の建物ができると上から砂を被《かぶ》せたので、一見すると判別しにくいのも利点である。一方で、造りは簡素なものなので、爆撃によ

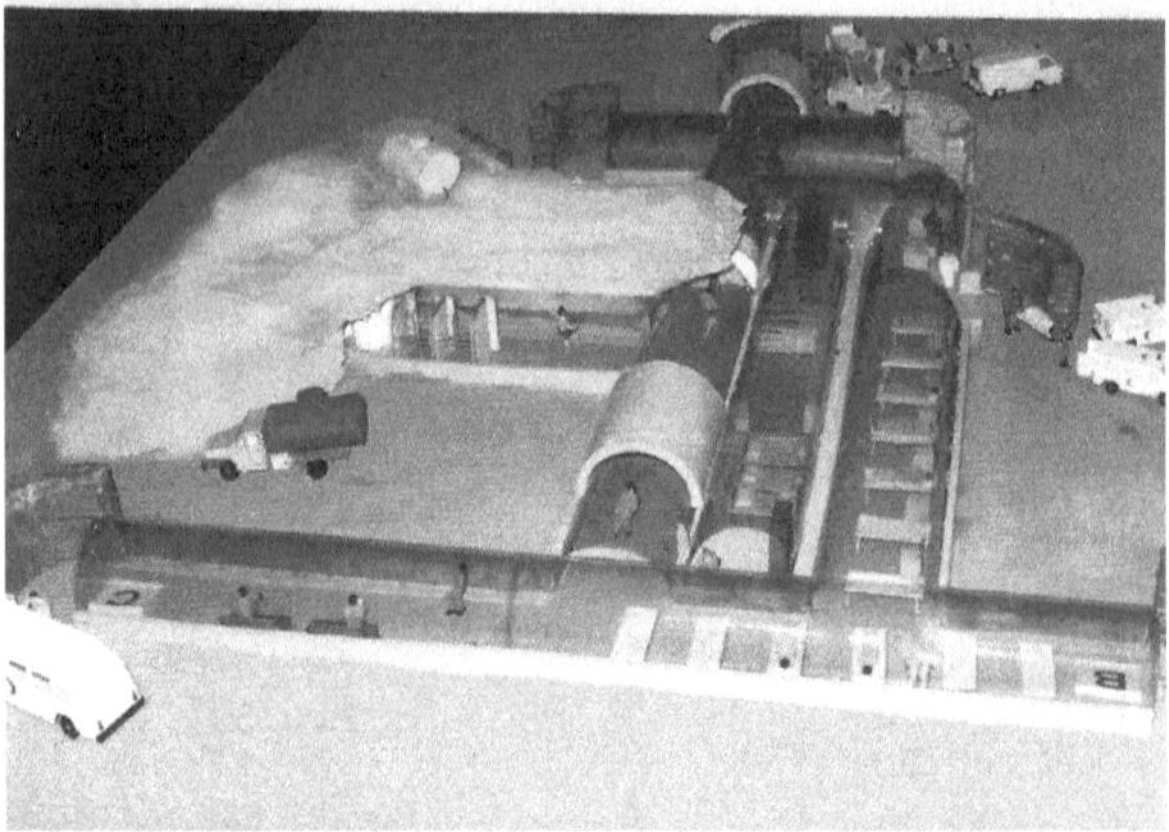

野戦病院の模型

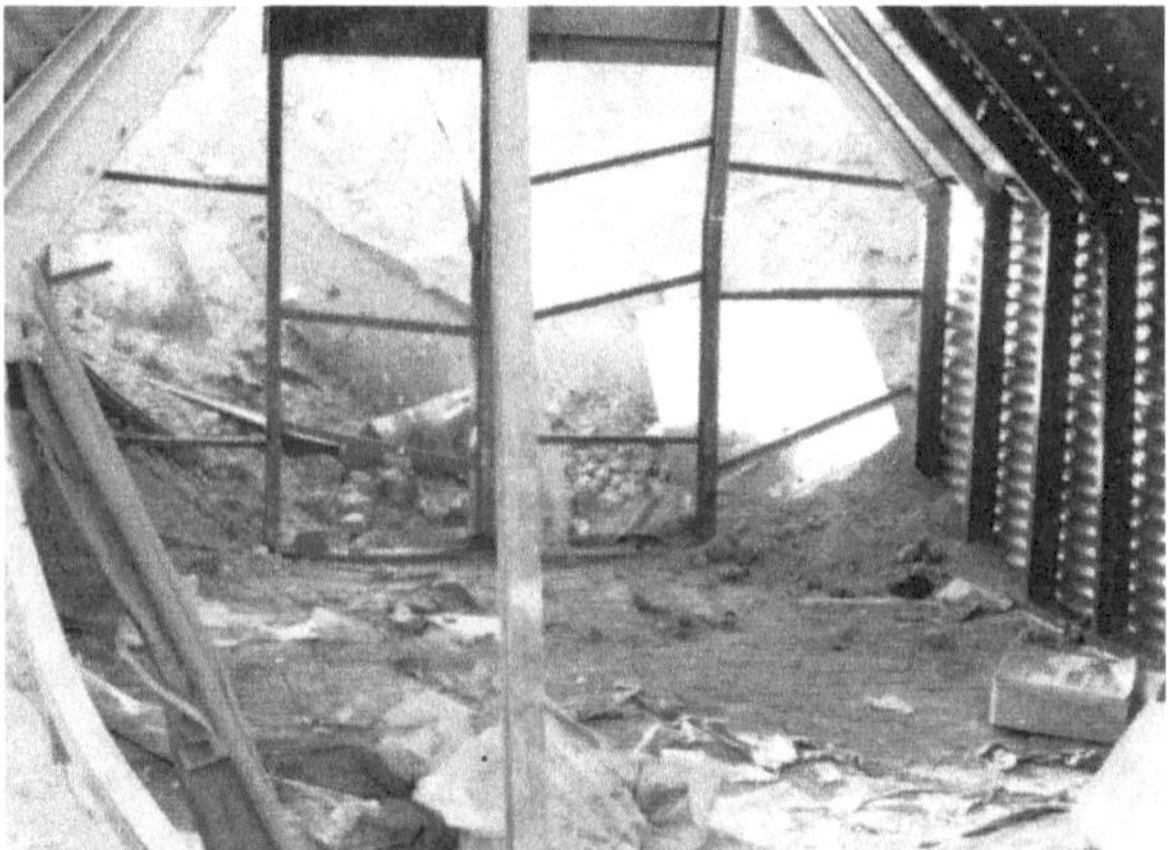

被害を受けたイラン軍の野戦病院
（上下どちらも Syed Abbas Foroutan 氏提供）

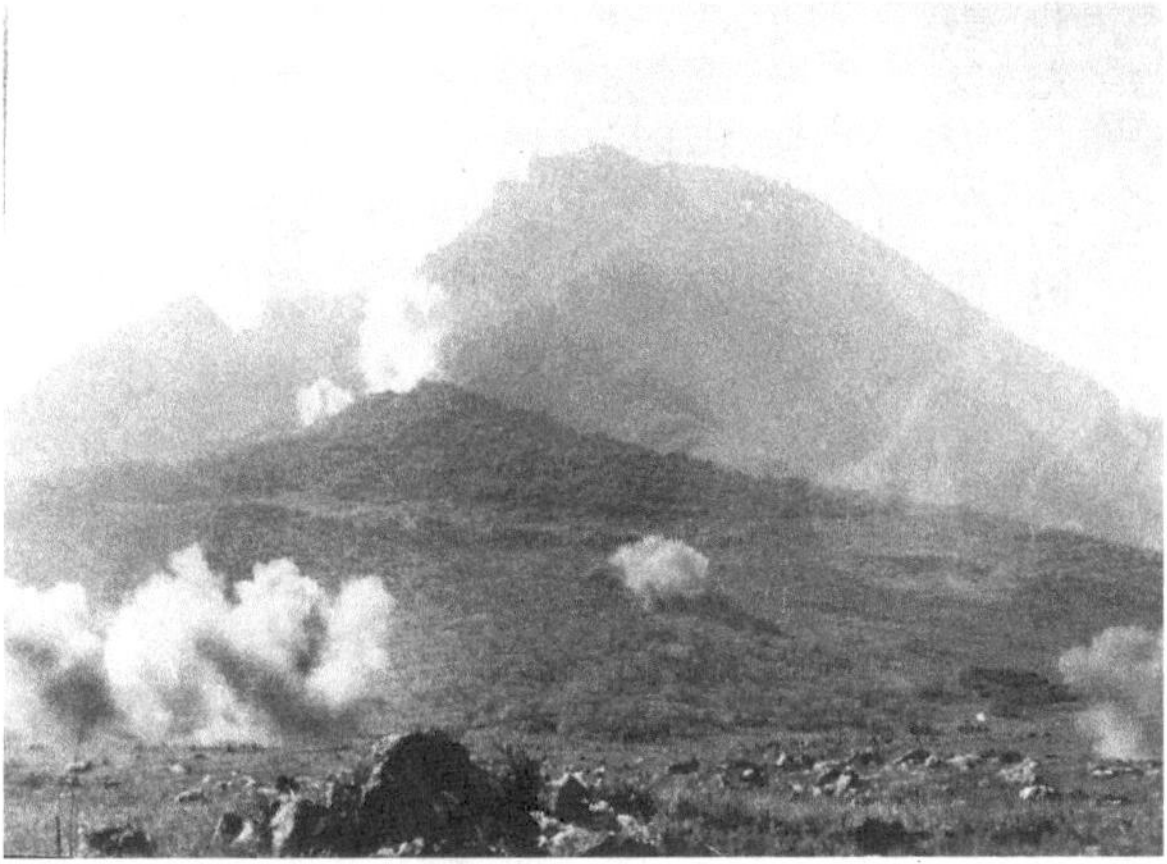

化学弾が爆発した際に出る煙の様子
（Syed Abbas Foroutan 氏提供）

り破壊されることもしばしばだったという。

　毒ガス弾が破裂すると毒ガスの煙がもうもうと出てくる。ここではその写真を見てみよう。毒ガス弾でない通常の砲弾や爆弾が破裂しても、そんなに煙を出さないのですぐに区別がつく。

　後の第一次湾岸戦争で、すべての化学兵器や生物兵器は国連によって破壊された。写真は国連によって破壊された、イラク軍の爆弾である。第一次湾岸戦争のときは父親のブッシュが大統領であったが、後に息子のブッシュもまた「イラクはまだ生物兵器を隠している」という理由でイラクに侵攻した。しかし、イラクの生物兵器はすでに破壊されており、ご存じのようにアメリカは間違った理由でイラクに侵攻したと非難されるようになる。

第一次世界大戦と日本の毒ガス製造まで

次に、日本が毒ガスを使用した例を見てみよう。日本が毒ガスを作ろうと決めたのは、1918年である。この年に、陸軍省内に「臨時毒瓦斯調査委員会」という組織が22名で発足した。その翌年、陸軍科学研究所が設立され、また1922年には陸軍省内に第2課化学兵器班ができた。これによって、日本軍は毒ガス製造に向けて本格的に舵《かじ》を切ったといえる。

マスタードガスが第一次世界大戦でよく使われたことは先に述べたが、第一次世界大戦は毒ガス使用の黄金時代である。この戦争の中では、各国が争って製造と使用に奔走した。その後、毒ガスがもたらす被害があまりにも残酷だという機運が高まり、多くの国が「ジュネーブ毒ガス議定書」に調印した。日本も署名をしたが、これは表向きのポ

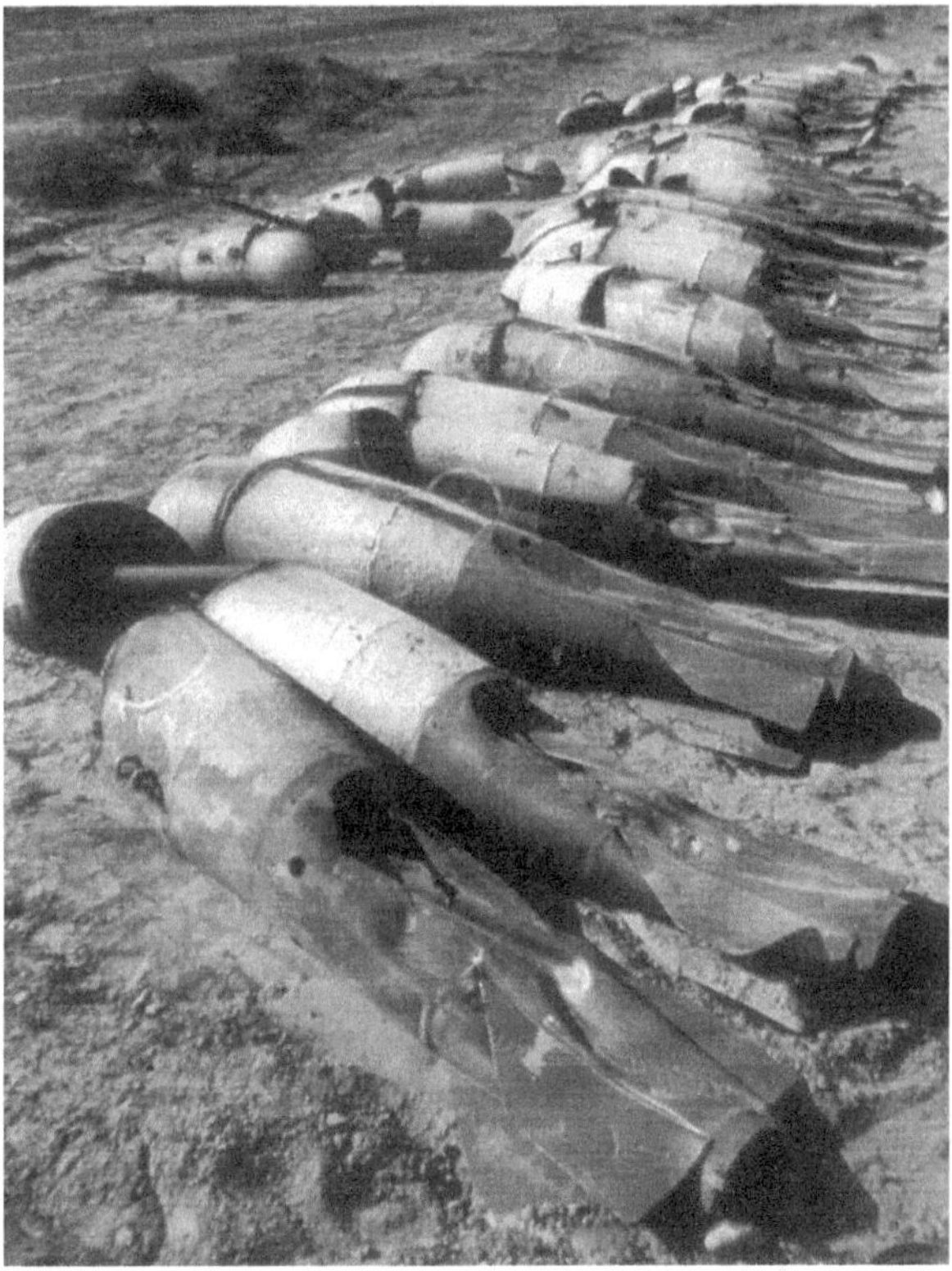

湾岸戦争後、国連によって破壊されたイラク軍の爆弾
（Syed Abbas Foroutan 氏提供）

ーズで、陰では毒ガスの製造に専念していた。この議定書で決められているのはあくまでも「使用の禁止」であり、「製造の禁止」ではないというのが日本の言い分であった。

　毒ガスの製造を始めたのは陸軍だったが、のちに海軍も陸軍とは別に毒ガスの製造を始める。１９２７年、陸軍は瀬戸内海にある小島、大久野島《おおくのじま》に毒ガスの工場を造り、マスタードガスや催涙ガス、より即効性が高いルイサイトと呼ばれる毒ガスなどを作り始めた。これらの毒ガスは人だけではなく植物に対しても有毒なので、島にある植物もみな汚染された。この時、植物が黄色く枯れたので、島全体が黄色に見えたといわれている。

　毒ガスができると、今度はいかにして使用するかを学ばなければいけない。陸軍は現在の千葉県・習志野《ならしの》市に化学戦のための学校をつくった。１９３３年8月1日のことである。今でも埼玉県・大宮《おおみや》駐屯地に自衛隊の化学学校があるが、現在はあくまでも化学戦の防御方法を学ぶための施設である。また、当時の日本の海軍も、陸軍とは別に現在の神奈川県・相模原《さがみはら》市で毒ガスを製造した。さらに、軍以外に民間でも、毒ガスの製造は行われていた。たとえば、三井鉱山三池《みいけ》染料工業所は陸軍・海軍より毒ガスの製造を

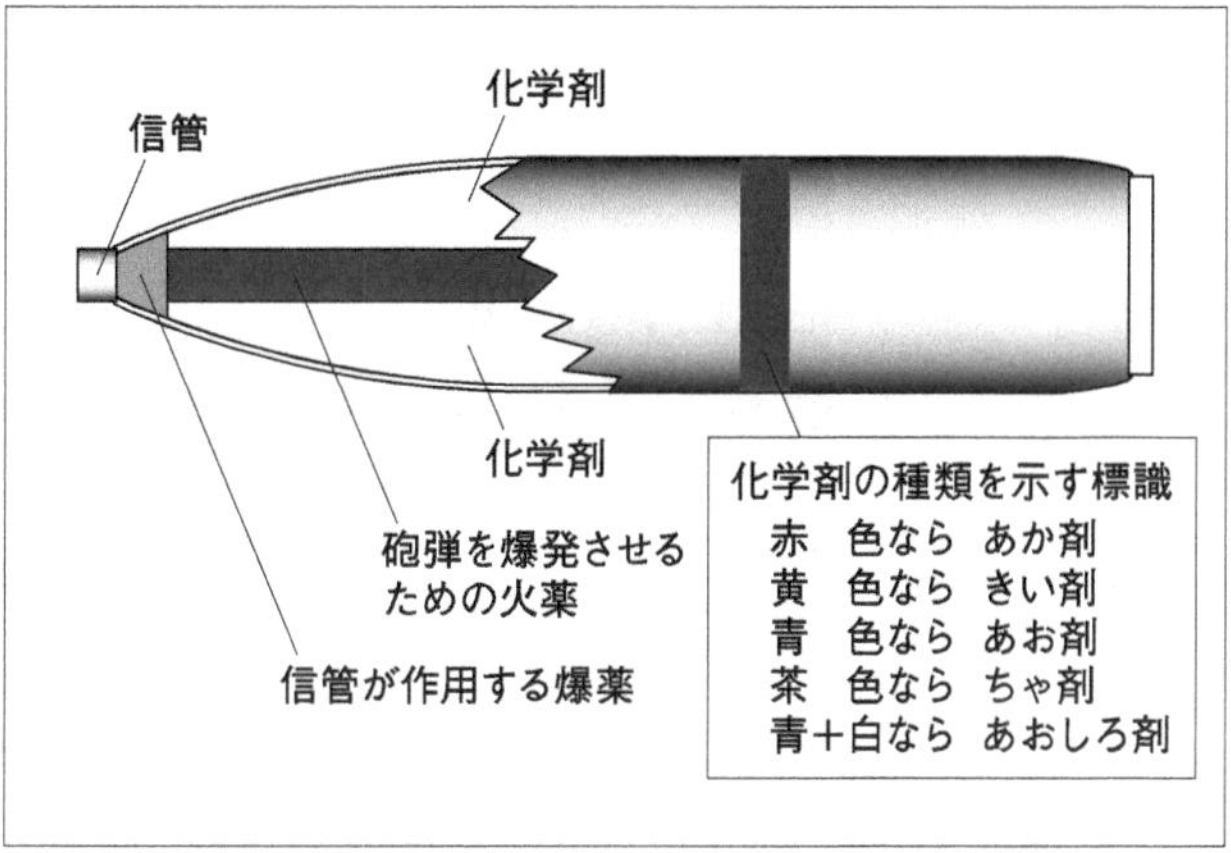

（出典：Anthony T. Tu『ニュースになった毒』より作成）

旧日本軍が所持していた化学弾の構造

依頼されていたという。

5色の毒ガス剤

ただし、毒ガスができても、それ自体では何にもならない。それを散布して初めて毒ガスとして使えるのである。今まで述べてきた毒ガスは正確に言うと「毒ガス剤」である。これを散布するための手段が「毒ガス弾」といえる。毒ガス弾にもいろいろあるが、最も一般的なのは砲弾と爆弾であり、これは製造当初から現在までよく使われている。一方、比較的新しい手段としては、ロケットやミサイルが挙げられる。現

旧日本軍が製造した毒ガス

名　称	化学物質	症　　　状
きい剤（びらん剤）	マスタードガス ルイサイト	体に接触すると水疱を生じさせ、激痛を及ぼす。
あお剤（窒息剤）	ホスゲン	呼吸器系統の組織を破壊し、肺水腫を発症させることで呼吸困難を引き起こす。
ちゃ剤（血液剤）	シアン化水素	細胞内にあるシトクロムCオキシダーゼと結合し、細胞を壊死させる。最終的には呼吸障害を引き起こし、死に至らしめる。
あか剤（くしゃみ・嘔吐剤）	ジフェニルシアノアルシンとジフェニルクロロアルシンの化合物	粘膜に作用してくしゃみや嘔吐を引き起こし、最悪の場合死に至らせる。この化合物はヒ素を含んでおり、ヒ素急性中毒症を起こす。
みどり剤（催涙剤）	クロロアセトフェノン	毒ガスの内でも一番軽度で死亡することはないが、催涙作用を起こし一時的に呼吸が困難になる。

（出典：筆者作成）

毒ガス弾の種類と内容剤の一覧

毒　ガ　ス　弾	内　容　剤
砲　弾	きい剤・あか剤・あお剤・ちゃ剤
追撃用の砲弾	きい剤・あか剤・ちゃ剤
有毒発煙筒	あか剤・みどり剤
拳銃弾	みどり剤
手りゅう弾・擲弾筒弾	あか剤・みどり剤・ちゃ剤
爆　弾	きい剤・あか剤・あお剤・ちゃ剤

（出典：筆者作成）

在の毒ガスは、ロケットやミサイルの弾頭に入れられている。

ここでは主に旧日本軍が使用していた毒ガス弾について述べることにする。当時は、砲弾の外殻に標識がついており、成分ごとに色を変えることでその内容が識別できるようになっていた。その中身を表にまとめたので、こちらを参照してほしい。

初めての使用は台湾に対してだった

日本軍が開発した毒ガス弾を最初に使用したのは、台湾の原住民である高砂族《たかさご》に対してであった。台湾には漢人が台湾に来る前からマレー系の原住民がおり、台湾人は俗に蕃《ばん》人、日本統治時代は高砂族と呼んでいた。日本統治時代は居住地の高山への出入りには警察による許可が必要であった。

1930年の10月27日、日本人による差別待遇に憤慨した原住民の一族のタイヤル族が、霧社《むしゃ》公学校の運動会を襲撃し、日本人134人を殺害するという事件が起こった。通称「霧社事件」である。これに対し日本軍・警察は約2700人を動員して鎮圧を図った。

近代兵器を有する日本軍に対して、タイヤル族の武器は弓、刀、猟銃などであったが、峻嶮《しゅんけん》な台湾山脈の中での戦いということもあり、日本軍も非常に手こずった。そのような状況で、最終的に使用されたのが毒ガスである。当時の日本軍はいろいろな毒ガスを持っていたが、一番軽い催涙ガス「みどり弾」＝塩化アセトフェノンを使用した。このことから推察するに、毒ガスはあくまで討伐の補助として使い、主兵器は通常兵器だったのだろう。この日本軍による毒ガスの使用は台湾軍司令部が刊行した『昭和五年台湾番地霧社事件史』に記載されている。

ちなみに、私は小学生の時に台北《たいほく》にある博物館によく行ったが、そこにはタイヤル族のリーダーであったモナ・ルーダオの全身の皮膚が壁に貼り付けられていた。しかし、

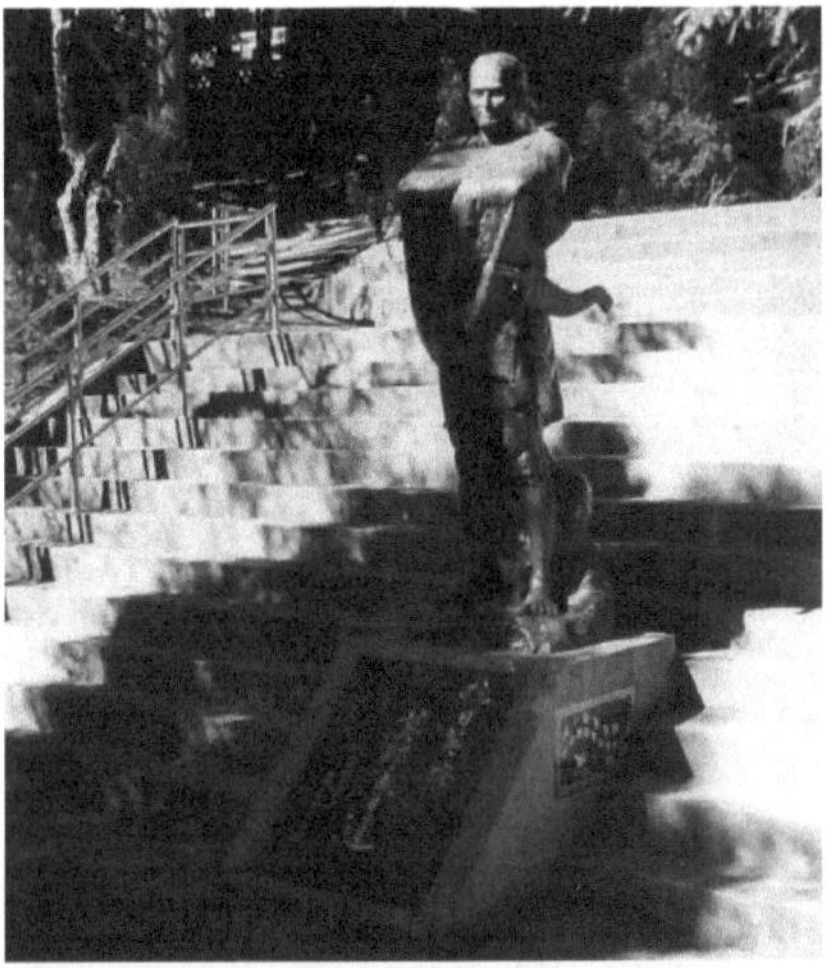

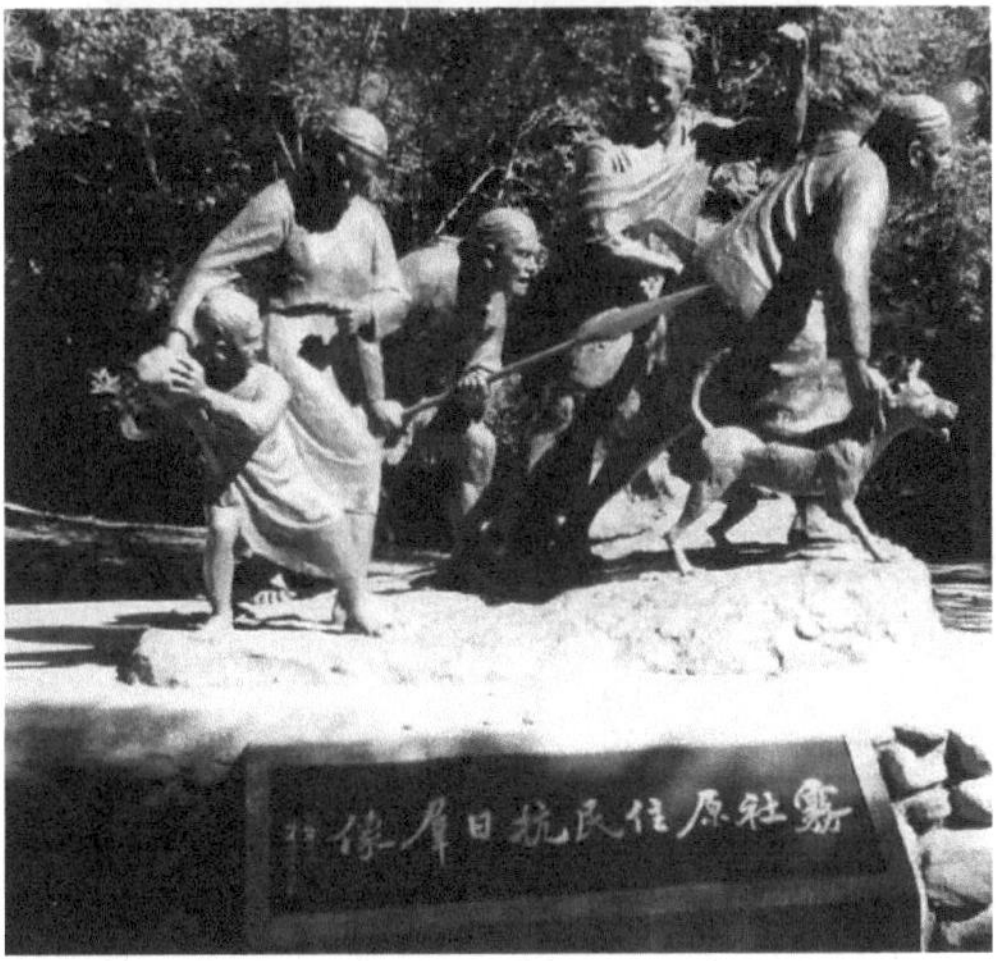

上は霧社事件で日本に反抗したリーダー、モナ・ルーダオの銅像
下は日本軍と戦ったタイヤル族を描いた銅像（筆者撮影）

終戦後台湾に来た国民党の政府は、それをすべて焼却してしまっていた。しかし、時代が変われば見方も変わるようだ。写真は私が最近霧社に行って撮影してきたものだが、そこでは、モナ・ルーダオは抗日の英雄として中国に称賛され、銅像や記念碑が立っていた。

日華事変での毒ガス使用

1937年、盧溝橋《ろこうきょう》で日本軍と中国軍が交戦しその後拡大した戦争を、当時の日本では「支那《しな》事変」と呼んでいた。台湾や中国では「中日戦争」と呼んでいる。日本が中国戦線で毒ガスを頻繁に使ったことは今では周知の事実であるが、実際にどこで、どれだけ、いかにして使ったのかという点について、詳細な記録はなかなか見つからない。

日華事変が始まるとすぐに日本軍は毒ガスを使った。7月18日のことだったといわれている。何回使ったかははっきりわからないが、2000回以上という説もある。終戦後、使用の証拠は極力破棄されたため、正確な数はわかっていない。中国戦線で遺棄された旧日本軍の化学兵器については、後ほどさらに詳しく述べることにする。

もっとも、本章の冒頭で述べたイラン－イラク戦争における化学兵器の使用と比べると、その総量はぐっと少ない。一方で、日華事変での毒ガスの使用の特徴は、非常に頻繁に用いられたというものである。通常時は普通の兵器により交戦したが、敵を殲滅《せんめつ》できないときに、日本軍は毒ガスを使った。当時の中国軍は装備が貧弱で、防毒の設備を持っていなかったため、これは非常に有効であった。また、中国軍は毒ガスも所持していなかったため、日本軍は報復を恐れずに使用することができたのである。裏を返せば、毒ガスは所持しているだけでも抑止作用があるものだったといえよう。

私は以前、終戦時に武漢《ぶかん》に駐屯していたという日本の方にお会いし、話を聞いたことがあるが、彼は「終戦と同時に日本の軍本部から『毒ガス使用の証拠を全部消滅するようにʼ』という電報が来た」と話していた。また、その後も現地に人が派遣され指示をされたとのことで、この証言からも終戦後に極力毒ガスの使用を隠蔽《いんぺい》したことが垣間見《かいまみ》える。

大量の毒ガスを使わなかったアメリカ

日華事変では頻繁に使用された毒ガスであったが、太平洋戦争では使用された痕跡《こんせき》はない。これはアメリカが化学兵器を所持しており、第一次世界大戦で実際に使用した実績を日本も認識していたため、その報復を危惧《きぐ》したからである。アメリカは中国にいる駐在武官からの報告で、日本軍による中国戦線での毒ガスの使用を把握していた。これを受けて、当時のアメリカ大統領F・ルーズベルトは1942年の6月に「化学兵器を日本が使えば、その報復措置としてアメリカも同様に大量の化学兵器を使用する」という旨の声明を出し、日本をけん制した。同様の警告は、1943年の4月にも出されており、これを受けて日本は太平洋戦争の終わりまで化学兵器を使用しなかった。

1943年、アメリカはタラワ島・マキン島（現キリバス共和国）攻略のときに多大な死傷者を出し、その際に人的損害を減少させるという戦略的な観点から毒ガスの使用を検討したが、最終的には政府が許可しなかった。当時のアメリカは毒ガスを大量に保存していたが、大部分は貯蔵所に置いていていたので、すぐに使用するようには配置されていなかった。そのため、すぐに使う準備も整っていなかったといえる。

終戦後間もなく、ソ連との冷戦が始まる。アメリカが本気で化学戦の準備を始めたのはこの時だ。当時、アメリカは大量の毒ガスを製造し、国内10か所の貯蔵所に保管していた。また、すぐに実戦で使えるように、太平洋の無人島であるジョンストン島に化学戦の前進基地を準備していた。しかし、１９６９年に、ニクソン大統領によって「アメリカは化学戦や生物戦に頼らない」という声明が出されたことで、以降は破棄が進められた。

日本軍による中国での毒ガス遺棄

このように、中国戦線では多くの毒ガスを使用した日本軍だったが、苦慮したのはその処理だった。以下では、使用の隠蔽方法と以降の経緯について紹介する。

終戦直後、使用の痕跡を消すために日本軍が採った方法は、毒ガス弾を地面に埋めて上から土を被せるという単純なものだった。当然ながら大部分は中国で埋められたため、長い時間が経つ中で、外側の鉄の殻が腐敗し中にある毒ガスの液体が漏れだすという事態が起きた。環境汚染や、死亡事故・傷害事故のケースが多く発生する中で、国連はこの毒ガスについて日本に処理する責任があると通達し、それ以来日本政府は毎年多額の費用をかけてその処理にあたっている。対応しているのは、内閣府の中にある「遺棄化学兵器処理担当室」という機関だ。

地図を見てもわかるように、終戦直後の日本軍は実に多くの地点で毒ガスを埋めた。毒ガスの中には、ヒ素を含んだものもある。ヒ素原子は毒ガスが分解されてもなお残存するため、長期的には環境汚染にもつながるものである。たとえば、びらん剤の一種であるエチルジクロロアルシン、メチルジクロロアルシンや、嘔吐《おうと》剤のジフェニルクロロアルシン、ジフェニルシアノアルシンなどが挙げられる。

終戦後何十年も経った今でも、遺棄された化学兵器が残っており、時々中国の農民に被害を与えている。その後片付けを日本は今でも続けている状況である。いったい、旧日本軍はどれだけの化学兵器を埋めたのであろうか。終戦のどさくさまぎれに大急ぎで

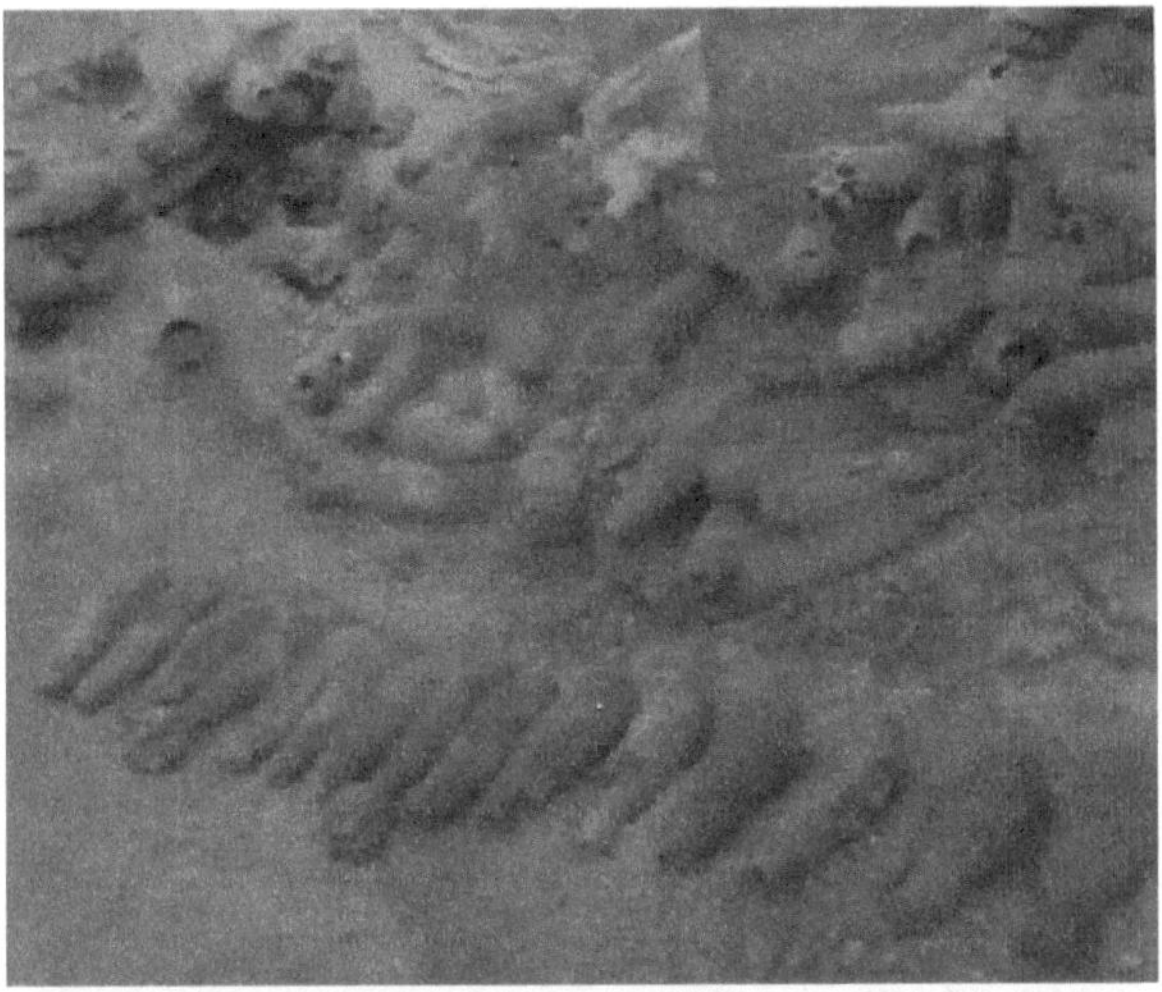

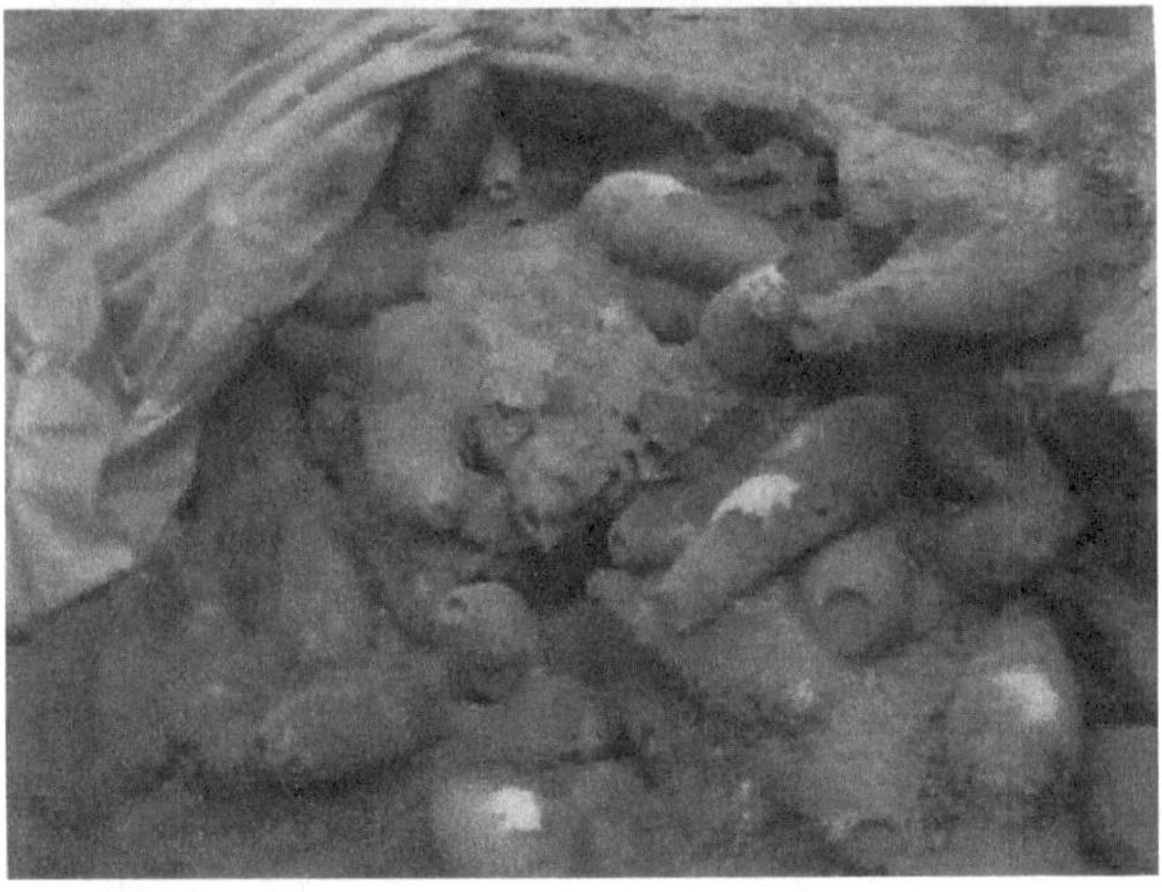

中国に遺棄された毒ガス。戦後、長期間にわたり地中に埋没していたため、毒ガス弾の腐食が見られる（遺棄化学兵器処理担当室提供。ご厚意に深く感謝する）

埋めたので、正確な統計は残っていない。遺棄化学兵器処理担当室の公式発表では約70万発となっているが、中国側は200万発と主張しており、日中両国の推算に大きい隔たりがある。私見では、どちらの数字もはっきりとした証拠はないものだと思う。中国側から見ればなるべく多く見積もることで、日本からできるだけ多くの予算を引き出したい心づもりかもしれない。

終わりが見えない処理

アメリカでも現存の化学兵器をどんどん処理しており、ほとんど廃棄は終わっている。アメリカの化学兵器処理場は非常に大きく、一度に大量の兵器を処理できるため能率がよい。しかし、中国にはそのような大規模な処理場がなく、なかなか処理が進まないのが実情だ。処理に携わっている日本側の関係者に個人的に聞いてみたところ、「これは何年経っても終わりませんよ」という返事であった。たしかに、今の速度で処理されるのであれば、近い将来に処理が終わることは決してないだろう。しかし、それでは日本

旧日本軍による毒ガスの遺棄地点

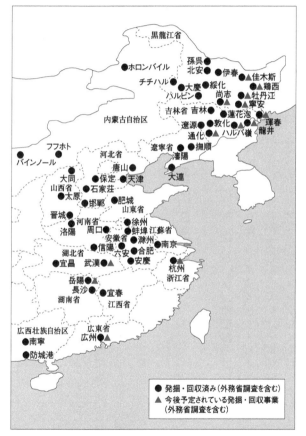

（出典：内閣府遺棄化学兵器処理担当室ホームページより作成）

政府がだらだらと金を出すだけになってしまう。日本政府は、支援の打ち切りも含め、毅然《きぜん》とした態度で臨むべきだ。

また、処理法についても、日中両政府で意見が合わない。日本側は段階的に処理をして、その結果を見ながら次の処理法を改良しよう、という考えである。しかし、中国側は一度に全部処理したいという。また、中国は処理費用を先に出してもらったら、後は中国側で処理するとも主張している。日中両国のためにも、1日も早く第二次世界大戦の負の遺産を解決したいものである。

中国側からの不必要な請求に気づかない日本政府

私はかつて日本エマージェンシーアシスタンスという会社をお手伝いしたことがあった。この会社は、中国での毒ガス弾の処理に際して医療支援サービスを提供している。この会社宛てに、中国側から「こういう予算でお願いしたい」と問い合わせが来るようになっているが、その予算が適当であるかどうかをチェックしてくれ、というのが依頼の内容だった。

たとえば、中国側の要望は、以下のようなものだ。「毒ガスを処理するにあたって、緊急の災害があった場合に備えて救急の場所を造りたい。その費用を出してくれ」「また、その場所までの道路を造らないといけないから、その費用を払ってくれ」……。私はそれを見て、中国側は毒ガスの処理にかこつけて、あらゆる費用を日本に出させようという魂胆のような気がした。しかし、この会社の上層部はみな文系出身で毒ガスの専門家はおらず、適切な費用がわかっていないようであった。その結果、中国側の要求を鵜呑《うの》みにすることも多く、内閣府もそのまま承認するということがしばしばであった。

もっとも、筋道が通った要求もあり、すべてを断るわけにはいかない。毒ガスの処理は、国連の決議によるものであり、日本が断れない立場にいるという事情もある。しかし、たとえば「毒ガスを処理する過程でけがをした人々を病院に入院させるために、8つベッドが欲しい」という要求などは、明確に不必要だと感じた。なぜなら、毎年けがをする人は2～3人程度だからだ。私は、要求の半分でよいだろうと主張した。

私がお手伝いした短い期間では、内閣府はほとんど予算額の提案をそのまま受け入れていたようであった。それでも、摺《す》り合わせの段階で、不必要な請求を少しは削ることができたのではないだろうか。私は、内閣府の担当室自体に行ったことはなく内部事情を詳しくは知らないが、もっと化学のわかる人がいるべきだと感じた。

日本軍の毒ガスは平塚でも見つかった

このように、中国での化学兵器の遺棄は大きな問題となっているが、一方でこれらの兵器は日本国内でも発見されている。終戦直後のアメリカ軍の進駐に伴い、手っ取り早く所持を隠蔽するために近辺に埋めてしまった、というのが通説である。

しかし、その発覚は中国戦線のものよりも遅く、2000年代に入ってからもいくつか報告されている。2002年9月、神奈川県高座《こうざ》郡寒川町《さむかわまち》のさがみ縦貫道路の工事現場から日本軍が使用していたマスタードガス、クロロアセトフェノン、ルイサイトなどが発見された。この場所は、かつて海軍の工廠《こうしょう》地だった。また、2003年の4月には、神奈川県平塚《ひらつか》市で約30個のガラス瓶が発見され、分析の結果、瓶からシアン化水素（青酸）が検出された。

ガラス瓶については、一つエピソードがある。私の友人にレネ・ピタ氏というスペイン国防省の将校で化学兵器に詳しい人物がいるが、以前彼がフィリピンのマニラで撮った日本軍の青酸手榴弾《しゅりゅうだん》の写真を送ってきた。

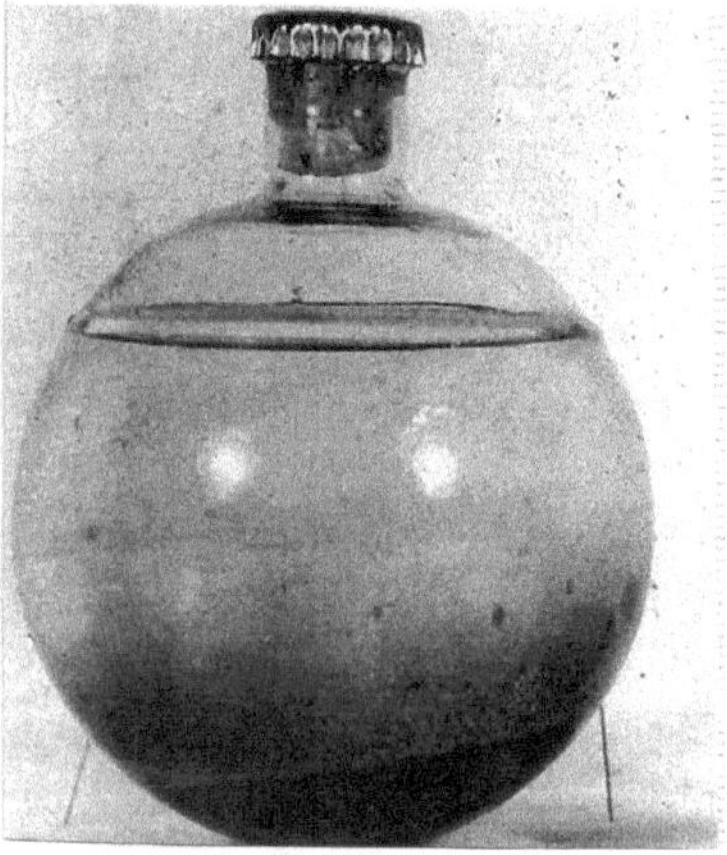
旧日本軍が太平洋戦争中に使用した青酸手榴弾（レネ・ピタ氏提供）

太平洋戦争で日本軍はアメリカ軍に対して毒ガスを使わなかったのに、なぜフィリピンで旧日本軍の化学手榴弾が見つかったのであろうか。万が一使う場合に備えて、準備していたのかもしれない。
実は、平塚市で発見されたガラス瓶も同様のものであった。発見当時はそれが旧日本軍の青酸手榴弾だと気がつく人は誰もいなかったようだが、私はスペインの友人のおかげで、すぐに化学手榴弾と気づくことができた。

ちなみに、化学手榴弾は化学兵器の本でも取り上げられていない場合も多く、あまり一般には知られていないようだ。ある時、アメリカ海軍の特殊部隊であるネイビー・シールズ（Navy SEALs）の将校が私の所を訪ねてきて、この化学手榴弾について聞いてきたことがあった。彼は「イラク政府がクルド人を攻撃した時に、青酸カリの手榴弾が使われたようだ。その構造について情報を集めているので、何か知っていることを教えてくれ」と依頼してきた。私はその当時は化学兵器の専門家ではなかったが、彼は「何でもいいから、手がかりになるようなことを教えてくれないか」と話してきたので、私の想像していることを話した。それは以下のようなものだ――「おそらく、手榴弾は二つのコンパートメント（仕切った区画）になっているのだろう。一つには硫酸があり、もう一つには青酸カリが入っていると思う。そして、手榴弾が爆発する際に、両者が混ざりあい青酸ガスが出るのではないか」。すると、この将校は私をいきなり叩いて、「間違いない！　手榴弾が爆発した時に地面に硫酸がありました。すぐに上官に報告します」と言って、急いで帰っていったのだった。

茨城県神栖町で起きた井戸水のヒ素汚染

日本での化学兵器による汚染で一番問題となったのは、茨城県神栖《かみす》町（現神栖市）における井戸水の飲用水汚染である。この井戸水を茨城県衛生研究所が検査した結果、水質基準値の約４５０倍の濃度のヒ素が検出された。汚染された井戸水を飲んだ人からは、ふらつき、歩行困難、手足の震え、極度の疲労感などの症状が報告されていた。

その後、詳しく検査したところ、これらの中からは、ジフェニルアルシン系の化合物が数種類検出された。この化合物は、旧日本軍が製造したあか剤の毒ガスが分解したものであった。先にも述べたが、あか剤はジフェニルシアノアルシンとジフェニルクロロアルシンの化合物によるもので、中国戦線でよく使われた毒ガス弾である。しかしながら、あか剤などの毒ガス弾は周辺から発見されなかった。ほかにも、旧日本軍の所有していた毒ガスでヒ素を含んだものには、びらん剤の一種であるルイサイトもあるが、神栖ではルイサイトの分解物は発見されなかった。

一方で、この汚染を近年不法投棄された廃棄物が原因と見る向きもある。ほかにも、検出された化合物は「あか剤」の分解物でなく、それを作った原料だという説もあるし、終戦後、それらを没収した連合軍が農業殺虫剤として払下げたものが捨てられたのではないかという説もある。井戸の地図を見ると、高濃度のヒ素が検出されたのは、二地区に限定されている。この付近には、神之池《ごうのいけ》飛行場という旧日本軍の基地があり、「人間爆弾」として有名な桜花《おうか》の訓練などがされていたが、特に毒ガスとの関係は見受けられない。終戦後、75年の歳月が経ち、いろいろな事実の風化とともに、真相はますますわからなくなっているのが実態である。

井戸水のヒ素汚染が起きたポイント

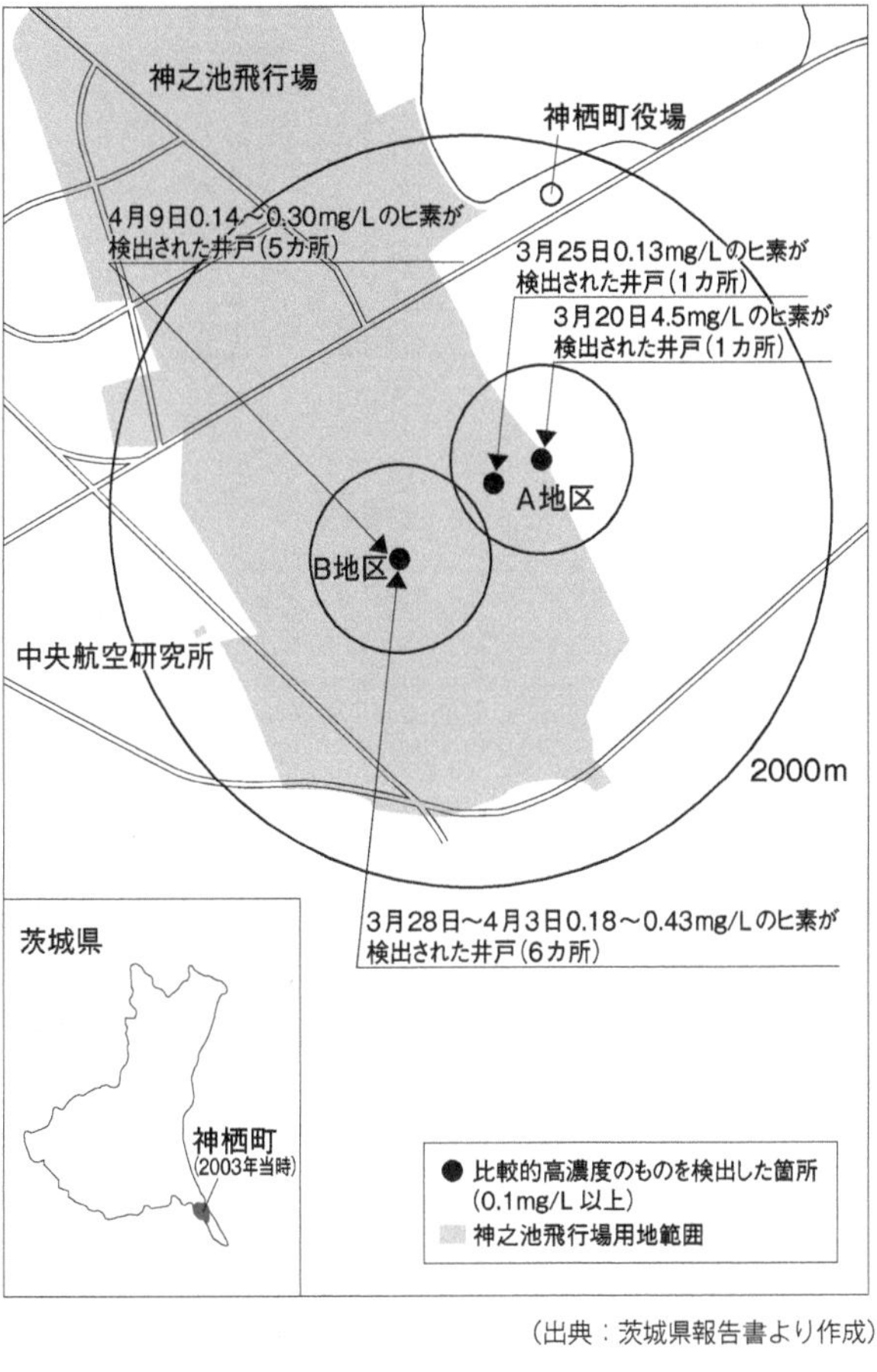

（出典：茨城県報告書より作成）

第3章　化学兵器について——サリン・VX・ノビチョク

前章でも述べたが、第一次世界大戦は非常に多くの毒ガスが使用され、その被害もかつてないほど大きいものであった。そのため、戦争終結後の1925年に化学兵器の拡散を防止するための条約がスイスのジュネーブで作成されたが、日本がその条約の穴をついて中国で使用したのは述べたとおりである。そのほか、条約に違反して使ったのはエチオピア侵攻の際のイタリアと、北イエメン内戦の際のエジプトが挙げられる。

その後、イラン－イラク戦争で、これまでにない量の毒ガスが使われた。この戦争の教訓は二つある。一つは、毒ガスの大量使用は、形勢を一気に逆転できるほどの軍事力を秘めていること。もう一つは、毒ガスを単純に所持しているだけで、敵に対する抑止作用を持つということである。

それを踏まえたうえで、この章では毒ガスの進化について述べていこうと思う。まず取り上げるのは「神経ガス」である。もっとも、神経ガスは第一次世界大戦の時にはドイツで作られており、決して新しい毒ガスではない。しかし、一躍有名になったのは、イラン－イラク戦争とオウム真理教の事件以降である。

神経ガス・サリンの誕生

サリンは、1938年のナチス・ドイツで開発が行われた。発明の中心にいたのは、ドイツの化学者であるゲルハルト・シュラーダーである。彼は化学産業トラストであるIG・ファルベン社で、有機リン系殺虫剤の合成に従事していた。その中で、発明されたのがサリンである。もともと、この新薬は虱《しらみ》に対する農薬として開発されたものだったが、その効果はすさまじく、ほんの少しテーブルの上に落としただけでも、呼吸困難や瞳孔《どうこう》の収縮を引き起こすものであった。

このニュースを知ったドイツ政府は、これは新しい毒ガスになりうると考え、彼らのチームをベルリンへと呼びその製造に従事させた。ちなみに、サリンの名称の由来は合成に携わった4名の科学者の名前の一部をとってつけられている。シュラーダー

(Schrader) のS、アンブローズ (Ambros) のA、リッター (Ritter) のR、フォン・デア・リンデ (von der Linde) のINをとって、サリンという名称となったのである。

しかし、結局ナチス・ドイツはこの神経ガスを戦争では使用しなかった。もっとも、戦争の終盤では、神経ガスを使用するかどうか議論があったようだが、そのころにはサリンを運ぶ飛行機や砲弾・爆弾が欠乏しており、実戦には間に合わなかった。また、当時ドイツは敵国のアメリカも神経剤を持っていると考えており、その報復を恐れて使用を見送ったという事情もある。しかし、その時、アメリカは神経ガスを所持していなかった。

ドイツはこれらの神経剤を、東ドイツのシレジアという地方で製造していた。この場所に侵攻したのはソ連軍で、その時ソ連ははじめてドイツが新しい毒ガスを所持していることがわかった。これがきっかけで、ソ連はドイツから製造のノウハウを習うことになる。

研究者の中には、ソ連に捕まるよりもアメリカの捕虜になった方がよいと考え、アメリカ軍に投降する人々もいた。アメリカもソ連同様、これらの人々から神経ガスを作るノウハウを習ったのである。つまり、戦後アメリカやソ連は多くの神経ガスを所持していたが、元をたどるとどちらもドイツへと行きつく。日本軍もいろいろな種類の毒ガスを持っていたことは先に述べたが、神経ガスを開発することはできなかった。

そして、時は下って１９９４年６月、オウム真理教によってサリンが散布された。民間人に対してサリンが使われたのは、この時が初めてだった。その際、日本でサリンという名前を知っている人はごく少数で、大部分の人は聞いたことすらなかっただろう。しかし、この事件以降、サリンの恐ろしさは世界中に知れ渡ることになる。

２週間毒性を維持するＶＸ

そのサリンよりも強力な神経ガスとして有名なのが、ＶＸである。ＶＸは第二次世界大戦後のイギリスで開発が始められ、最終的に製造を成功させたのはアメリカ陸軍であった。

最初に発明したのは、イギリスの Imperial Chemical Industries で殺虫剤を研究していたラナジッド・ゴッシュというインド人化学者であった。しかし、これは決して秘密裡《り》に進められていたわけではない。イギリス、アメリカ、カナダ、オーストラリア、ニュージーランドのアングロサクソン国には秘密協定があり、国防関係の情報は共有して、お互いにスパイを出して探りあわないという事が決められている。その協定に則《のっと》って、イギリスはＶＸの存在をこれらの国に通知していた。その後、アメリカ陸軍が引き続き開発を進め、大規模な製造が進められたのが１９６０年代の話である。

ＶＸの毒ガスの特徴は、なんといっても蒸発しにくいということである。非常に長く地面の上を浮遊し、雨や風のない日なら、２週間ほど毒性を維持するとされている。呼吸が致命的になるのはもちろん、皮膚からも浸透し死に至らしめる。

ＶＸの初発症状は意識障害やけいれん発作だ。重症例では、いきなりけいれん発作と心肺停止が起こる。ＶＸが皮膚に付着しても、皮膚には何ら症状が出現しないため、曝《ばく》露《ろ》を受けても気づくのは難しい。オウム真理教が起こした二つのＶＸガス事件でも、被害者たちはＶＸで襲撃されたことに全く気がつかなかったとされている。見た目の変化として起きるのは瞳孔の収縮だ。最初のうちは左右で収縮の度合いが異なるが、のちに

ヒトに対する毒性（mg･min/m³）

毒ガス	状態	経気道吸入	皮膚からの入体
タブン	ガス	400	20,000〜30,000
	液体	—	1,000
サリン	ガス	70〜100	12,000〜15,000
	液体	—	1,700
ソマン	ガス	40〜70	11,000
V X	ガス	0.1	—
マスタードガス	ガス	1,500	10,000
ルイサイト	ガス	1,500	10,000
シアン化水素	ガス	2,000	—
ホスゲン	ガス	3,200	—
クロロアセトフェノン	ガス	11,000	—
アダムサイト	ガス	15,000	—
C S	ガス	25,000	—

中毒を起こす最小濃度（mg･min/m³）

毒ガス	旧ソ連軍	アメリカ陸軍
V X	5×10^{-6}	1.1×10^{-5}
ソマン	1×10^{-5}	—
サリン	2×10^{-5}	1×10^{-4}

同じサイズになる。ちなみに、オウムによる濱口忠仁氏の殺害の際には、瞳孔の収縮は片目だけであった。これは、VXを直接注射されたため、左右の瞳孔の大きさが同じになる前に死亡したからである。

バイナリシステムを使いこなす北朝鮮の技術

マレーシアの首都クアラルンプールの空港で、北朝鮮の指導者一族の一人である金正男氏がVXで殺害された事件は記憶に新しいだろう。2017年2月13日のことである。事件の概要は以下のようなもので、まずインドネシア人の女性が素手で金氏の顔に薬物を塗りつけた。そのあとすぐ、ベトナム人の女性がやはり素手で薬物を塗り付け、その後金氏は間もなく死亡した。

この2種類の薬物を塗り付けるというやり方はVXの「バイナリシステム」を使ったとされている。バイナリシステムというのは、アメリカ軍が考案した方法だ。VXは毒性が強いため、保管の点からみても非常に危険である。それでこのガスを二つの毒性の

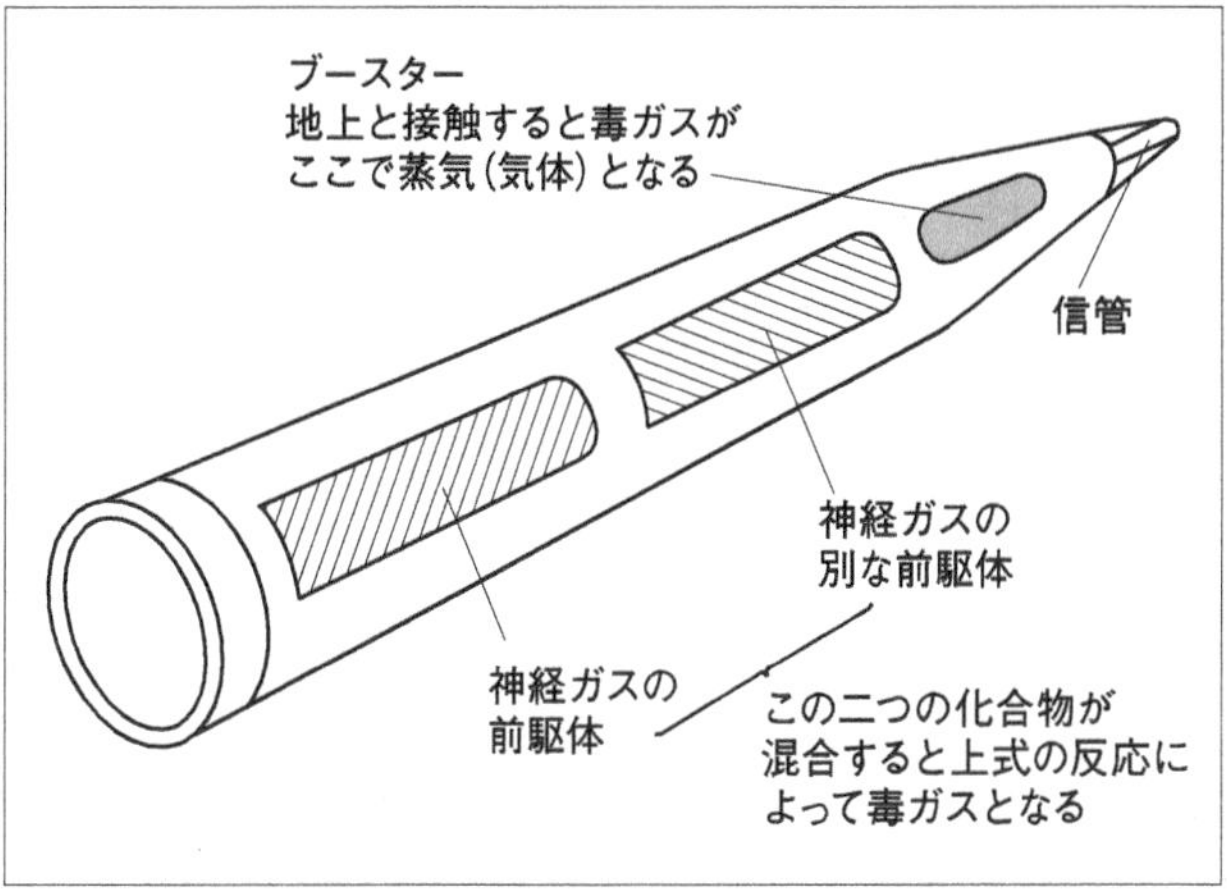

(出典：Anthony T. Tu『身のまわりの毒』より作成)

アメリカ陸軍が考案したバイナリシステムの簡略図

低い化合物に分け、それぞれを爆弾や砲弾として使用すると、二者が混ざり、猛毒なVXとなる、というわけだ。

このシステムを使用したことは、金氏・インドネシア人の女性・ベトナム人の女性から出た化合物を見比べてみるとわかる。はじめに、金氏の顔に薬物を擦り付けたインドネシア人の女性からは化合物は1種類しか見つかっていない。また、次に擦り付けたベトナム人の女性からは4種類だ。しかし、殺された金氏からは実に多くの化合物が検出されている。つまり、2番目の女性が薬物を塗り付けた時点で、即座に金氏の顔にVXが生産されたのである。

私は、当時収監中であったオウム真理教の中川智正氏とともに、この結果を論文に記した（*Forensic Toxicology*, 36, pp.542-544）。これは大きな反響を呼び、のちに自宅宛てにアメリカ陸軍の軍人がワシントンＤＣから訪ねて来た。彼らは、私から資料を持ち帰り、その後専門家会議にて私の論文や資料を検討したらしい。その結果、改めて「今回の事件はバイナリシステムによるものに違いない」という結論を出していた。私のところに来たアメリカ陸軍の人らは、「北朝鮮の化学兵器は思ったより進歩している」と話していた。

秘密に包まれた神経ガス、ノビチョク

しかし、そのＶＸよりも強力と言われている毒ガスが存在する。それがノビチョクである。日本人にとっては、サリンやＶＸと比べると馴染《なじ》みが薄いかもしれない。開発したのは、ソ連時代のロシアである。ＶＸは１９６０年代にアメリカで多く製造されたと先に述べたが、当時は冷戦下であり、ソ連もその動向を注視して対抗策を練っていた。

その中で開発されたのがノビチョクである。ノビチョクはロシア語で「新参者」という意味だ。

ノビチョクの存在が正式に世界に知られたのは、ごく最近の2016年だ。この年、イランの学者が5種類のノビチョクを合成し、そのマススペクトルのデータを国連の化学兵器禁止機関（OPCW）に登録したことで、正式に認識された。1990年代にアメリカとロシアが化学兵器の撤廃に同意した以降も、ロシアは神経ガスを保持していたことがわかっているが、その時点ではノビチョクの存在は明らかになっていなかった。どの国もノビチョクの詳しい成分を把握していなかったため、その実態を知ることができなかったのである。

ノビチョクは、数種類の化合物が存在する神経ガスだ。その毒性は、なんとVXの10倍にもなると言われている。サリンやVXはアトロピンやPAM（プラリドキシムヨウ化メチル）で中和することができるが、同様の手法でノビチョクを解毒できるかどうかは、まだ明らかになっていない。

この神経ガスは2018年にイギリスで起きた事件をきっかけに、よりクローズアップされることになった。同年3月4日に元ロシアのスパイであった、セルゲイ・スクリパリ（Sergei Skripal）氏とその娘がノビチョクで襲撃されたのである。彼らは一時、意識不明の重体に陥ったが、運よく一命をとりとめた。

最先端の毒ガスとは何か

さて、ここまでサリン・VX・ノビチョクと紹介してきたが、いま最も新しいタイプの化学兵器というと Incapacitating Agent と呼ばれるものであろう。まだ、日本語の本や文献に日本名が出てきていないので、日本語でどのように訳しているかは定かではない。ちなみに、中国人民解放軍の兵士が使う化学兵器・生物兵器の本では「失能性毒剤」と訳している。

1970年代に、ハイジャックが多く起こっていたことを覚えていらっしゃる読者もいるかもしれない。アメリカ陸軍は、そのような場合に備えて、犯人を一時的に行動不能にさせる毒ガスを開発していた。一方、中国人民解放軍の本には、この新型兵器は

「重要な情報を得るために、相手を捕まえることが目的」と書いてあった。

　ある時、私はアメリカ陸軍に呼ばれ、化学兵器・生物兵器の試験場に講演に行ったことがあるが、そこで台湾人の化学者が働いていた。同郷のよしみで彼に話しかけ、「いま何を研究しているんだ」と聞いたところ、彼は「Incapacitating Agent だよ」と答えていた。そこで、これについてアメリカ陸軍の上層部の方に話したところ、「これは君が知ってはいけないことなんだよ」と言われたことを覚えている。

　この新型毒ガスが、実際に初めて使われたのはロシアのモスクワの劇場であった。２００２年10月23日、モスクワの国立劇場がチェチェン独立派の人たちによって占拠され、中にいた約８００人が人質になるという事件が起きた。これらの人を救い出すため、ロシア軍が使ったのがこの新型毒ガスである。しかし、結果としては、人質のうち１１７人が死亡、１５２人が重症というものであった。この事件でロシア軍が用いたのは、フエンタニル系の Incapacitating Agent だったと言われている。これは、モルヒネと似たような化合物であるが、このガスは作用し始めるのがより早く、かつ強力であった。救助に失敗した理由は、まずこの新型毒ガスの濃度が高すぎたことが挙げられる。この時使用されていた毒ガスは、通常の約5倍の濃度であった。そのほか、治療にあたる医者たちにも前もって通知していなかったので、患者が運ばれても治療法がわからなかったという点も挙げられる。

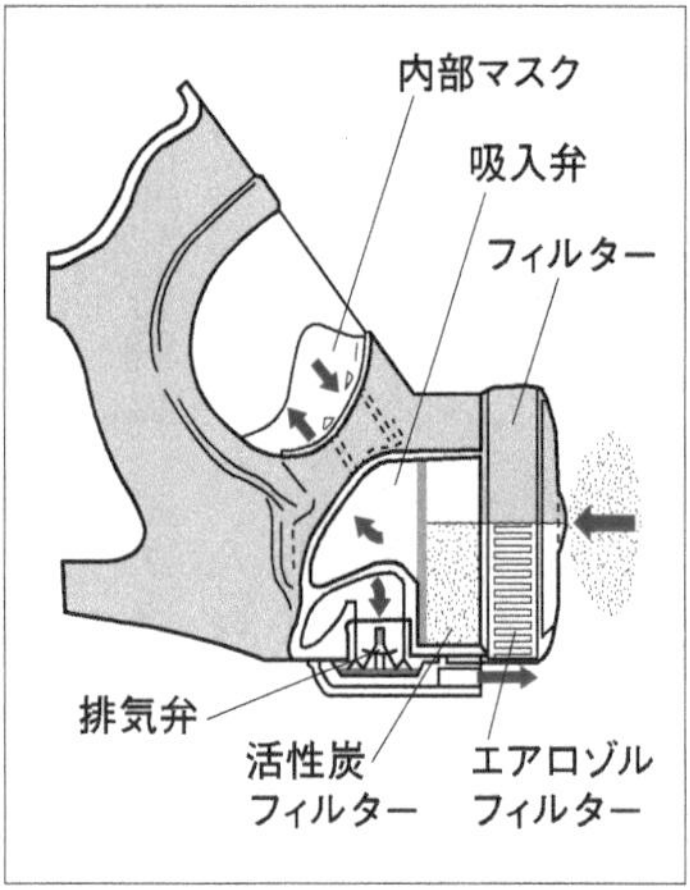

（出典：Anthony T. Tu
『続・身のまわりの毒』より作成）

防毒マスクの原理

毒ガスの対処法

さて、ではこのように非常に危険な毒ガスを防御するには、どのようにすればよいのだろうか。

対処にもいろいろな方法がある。むろん、一番大事なのは防毒マスクだ。その基本原理は、中にある活性炭によって空気をろ過し、毒を取り除くというものである。一口に防毒マスクと言ってもいろいろな種類がある。たとえば、アメリカ軍は砂漠での戦いに備えて、水が飲めるような作りにしているようだ。

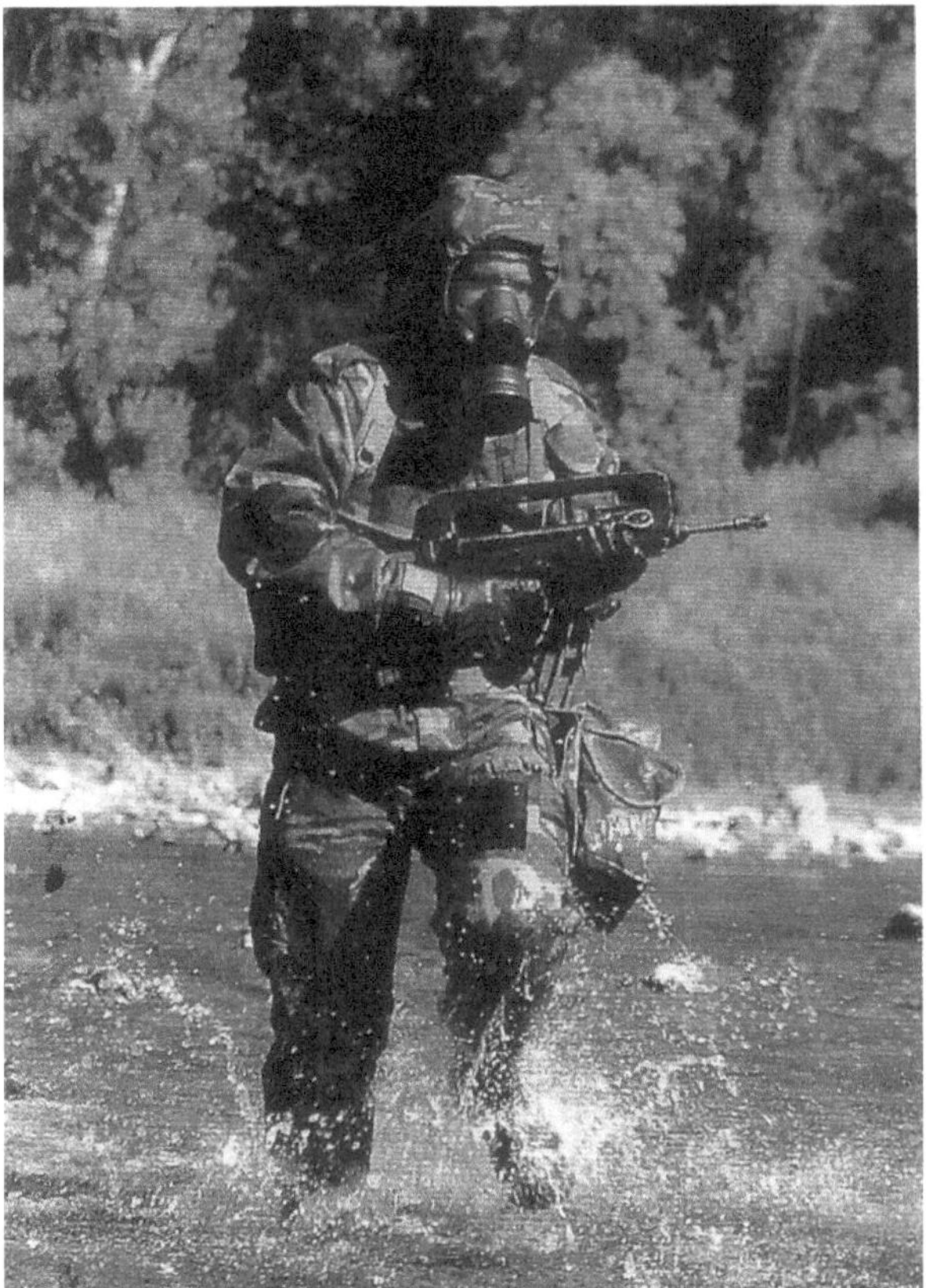

防毒服で全身を防御する兵士（Paul Boyé 社提供）

しかし、毒ガスによっては吸入以外にも、皮膚から体内に侵入するものもある。先に挙げたような、VXやマスタードガスが良い例だ。そのためには防毒マスクだけでは足らず、全身をカバーして保護するものが必要である。

第4章　生物兵器と毒素兵器

——ヘビ毒・ボツリヌス菌・遺伝子工学

前章で、サリン・VX・ノビチョクなどの毒ガスについて紹介した。これは化合物を使用したものであり、分類上は化学兵器ということになる。

その一方で、細菌・ウイルス・リケッチア（細菌より小さく、ウイルスより大きい生物）などを材料とした兵器がある。これがいわゆる生物兵器だ。さらに、最近は毒素兵器（Toxin Weapon）というのが出てきた。これは天然毒を生物兵器にしたものである。天然毒を化合するので、いわば毒素兵器は生物兵器と化学兵器の中間のような存在である。この章では、生物兵器と毒素兵器について紹介することにしよう。また、最後には、昨今猛威を振るっている新型コロナウイルスについても、生物兵器の可能性も含めて、私見を論じてみたい。

生物兵器が狙うのは人だけではない

生物兵器と化学兵器の違いを大きく3点にまとめてみよう。

一つは、潜伏期だ。生物兵器の特徴は潜伏期があり、すぐにはその効力が出現してこない。これに対して化学兵器は、接触するとすぐに毒の作用が表れる。もう一つはその効力の広がり方である。生物兵器には伝染性のものがあり、一度使用されるとその効力が広い地域に広がる場合がある。一方、化学兵器の効力は基本的に散布された局地にとどまる。最後の一つは、種類の数である。生物兵器は非常にヴァリエーションが多く、使用の際にどの薬物が使われたかの検出が難しい。一方で、化学兵器の場合には特効薬がある場合がしばしばだ。

さらに、生物兵器の面白い点として挙げられるのは、そのターゲットである。開発された当初の生物兵器は、当然人がターゲットであった。もちろん、今でもそれには変わりないが、最近では家畜や植物も生物兵器の対象となっている。ソ連崩壊後、私はアメリカ政府より派遣されてウズベキスタンに行ったことがあるが、この国の科学者はソ連時代から家畜を殺す生物兵器の開発に従事していた。

死亡率が高いほど優れた兵器なのか

生物兵器に関するよくある誤解として、「死亡率の高い細菌やウイルスほど有効だ」というものがある。

たしかに、相手の殺傷という目的だけを見れば、死亡率が高いほど優秀といえるかもしれない。しかし、実際の開発を考えると、他の条件も考えないといけない。たとえば、製造の難易度が挙げられる。

エボラ出血熱を例にとってみよう。エボラ出血熱は、エボラウイルスによる病気で、あらゆる病原菌の中でも非常に死亡率が高いものの一つだ。

しかし、これが生物兵器として素晴らしいものかと言われると、そうとは言い切れない。エボラウイルスは猿に存在するウイルスであるが、これはどの猿にもあるとは限らない。また、その培養も難しく、誰でもすぐに作れるというわけではない。ほかにも、旧日本軍の７３１部隊が製造しようとした炭疽《たんそ》菌爆弾なども、兵器としては失敗したものの一つだ。これは、普通の爆弾の中に炭疽菌を入れたものであったが、爆破圧で中の細菌が死んでしまうため、十分に効力を発揮できていなかった。このように、死亡率の高い細菌やウイルスは、使えるに越したことはないが、実際に生物兵器を製造する際には複雑な事情を踏まえたデリケートな議論が必要なのである。

毒素兵器とは何か

自然毒を生物兵器として使うことは、かなり以前から行われていた。炭疽菌もその一つである。しかし、今ではより多くの天然毒が兵器として使用されている。このように天然毒を用いた兵器のことを毒素兵器と呼んでいる。

では、なぜ天然毒が毒素兵器として使われるかというと、天然毒の毒性が合成した化合物の毒性よりも、はるかに強いからである。そのことが端的にわかるのがこの表だ。

表内のLD_{50}というのは、致死量の50%を示す値である。つまり、この値が小さいほど毒性が強いことを表している。まず、この表からボツリヌス毒素が世界最強の毒であることがわかるだろう。

また、そのほかに着目すべき天然毒の一つにヘビ毒がある。どうやってヘビ毒を兵器

和　　名
チクングニヤ（デング熱に類似）
クリミア・コンゴ出血熱
デング熱
東部ウマ脳炎
エボラ出血熱
腎症候性出血熱
アルゼンチン出血熱
ラッサ熱
リンパ球性脈絡髄膜炎
ボリビア出血熱
マールブルグ病
サル痘
リフトバレー熱
ダニ媒介脳膜炎（ロシア春夏脳炎）
天然痘
ベネズエラウマ脳炎
西部ウマ脳炎
白痘
黄熱
日本脳炎
Q熱
五日熱
発疹チフス
ロッキー山紅斑熱

アメリカ陸軍で使われている病原体の番号一覧①

種　類	学　　　名
ウイルス	V 1. Chikungunya virus V 2. Crimean-congo hemorrhagic fever virus V 3. Dengue fever virus V 4. Eastern equine encephalitis virus V 5. Ebola virus V 6. Hantaan virus V 7. Junin virus V 8. Lassa fever virus V 9. Lymphocytic choriomeningitis virus V10. Machupo virus V11. Marburg virus V12. Monkeypox virus V13. Rift Valley fever virus V14. Tick-borne encephalitis virus (Russian Spring Summer encephalitis Virus) V15. Variola virus V16. Venezuelan equine encephalitis virus V17. Western equine encephalitis virus V18. White pox V19. Yellow fever virus V20. Japanese encephalitis virus
リケッチア	R 1. Coxiella burnetii R 2. Rickettsia quintana （現在 Bartonella quintana として知られる） R 3. Rickettsia prowazekii R 4. Rickettsia rickettsii

にするのかというと、ヘビ毒の中の神経毒だけを分離させ、さらにそれをエアロゾル状にしたものを敵に噴射するのである。一般的に毒ガスというと、人は気体を想像するだろう。しかし、毒ガスになるには必ずしも気体である必要はなく、液体や固体でも構わない。それよりも重要なのは、空中で安定したエアロゾルになるかどうかなのである。

和　　　　名
炭疽病
ブルセラ症（ウシ由来）
ブルセラ症（ヤギ・ヒツジ由来）
ブルセラ症（ブタ由来）
オウム病
ボツリヌス中毒症
野兎病
鼻疽
類鼻疽
腸チフス
細菌性赤痢
コレラ
ペスト
ボツリヌス毒
ガス壊疽菌毒
コノトキシン
リシン
サキシトキシン
志賀毒素（赤痢菌毒）
黄色ブドウ球菌毒
テトロドトキシン（フグ毒）
ベロ毒素（腸管出血性大腸菌 O157 の毒素）
淡水藻の毒

アメリカ陸軍で使われている病原体の番号一覧②

種　類	学　　名
細　菌	B 1. Bacillus anthracis B 2. Brucella abortus B 3. Brucella melitensis B 4. Brucella suis B 5. Chlamydia psittaci B 6. Clostridium botulinum B 7. Francisella tularensis B 8. Burkhorderia mallei B 9. Burkholderia pseudomallei B10. Salmonella typhi B11. Shigella dysenteriae B12. Vibrio cholerae B13. Yersinia pestis
毒　素	T 1. Botulinum toxins T 2. Clostridium perfringens toxin T 3. Conotoxin T 4. Ricin T 5. Saxitoxin T 6. Shiga toxin T 7. Staphylococcus aureus toxin T 8. Tetrodotoxin T 9. Verotoxin T10. Microcystin (Cyanoginosin)

天然毒と合成毒薬の毒性の比較

毒	LD_{50}(mg/kg)	原　料
A. 天然毒		
ボツリヌス毒素D	0.32×10^{-6}	細菌
ボツリヌス毒素A	1.1×10^{-6}	細菌
破傷風菌毒素	1.7×10^{-6}	細菌
パリトキシン	50×10^{-6}	イワスナギンチャク
サキシトキシン	$3,400\times10^{-6}$	プランクトン、海の貝
テトロドトキシン	$10,000\times10^{-6}$	フグ
ウミヘビ神経毒	$100,000\times10^{-6}$	ウミヘビ
B. 人造化合物		
ダイオキシン	600×10^{-6}	枯草剤2,4-Dを作るときの副産物
シアン化カリウム	$10,000,000\times10^{-6}$	無機物
四塩化炭素	$4,620,000,000\times10^{-6}$	無機物

このような方法で、すでに多くの天然毒が毒素兵器として活用されている。

海洋生物の毒というのも毒素兵器によく使われる毒の一つだ。後で紹介するサキシトキシンも海洋生物由来の毒だが、この毒は理想的な毒ガスの条件を兼ね備えている。列挙すると、毒性が高いこと、作用が迅速であること、毒の作用の仕方が特殊であること、検出されにくいこと、防御が難しいこと、治療が簡単なこと、作るのが簡単なこと、などである。海洋生物由来の毒はこれらの条件にぴったり合っているのだ。私の手元には中国人民解放軍の海

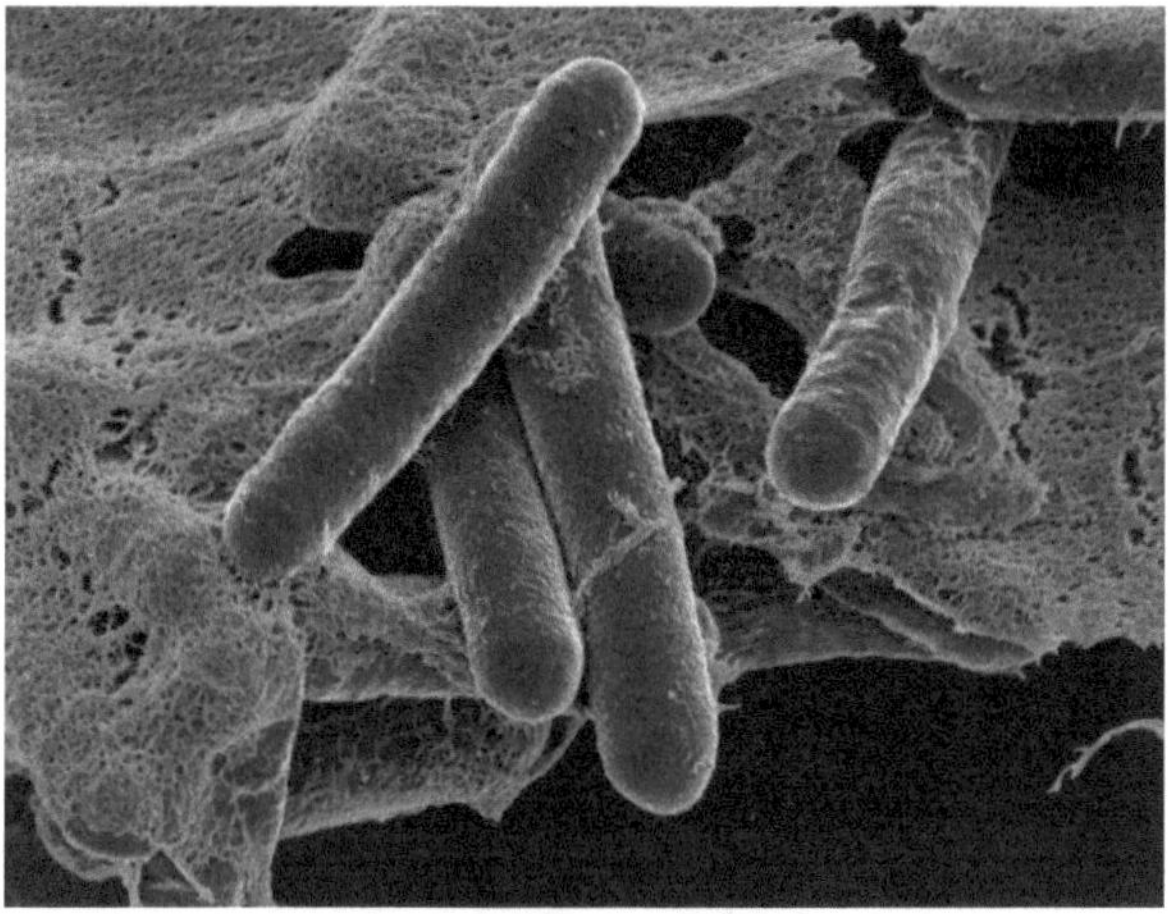

ボツリヌス菌の走査電子顕微鏡写真（提供：アフロ）

軍が編集した『海洋生物毒素学』という大部の本があるが、この本の中にも「海洋生物毒素の軍事意義」という内容が収録されている。中国の海軍も海の毒が毒素兵器として有用であることを大いに認めているようだ。

撃墜されたアメリカのスパイが持っていた毒

天然毒を用いた兵器がクローズアップされた例を一つ挙げよう。

1960年5月1日、ソ連上空を飛んでいたアメリカの偵察機U‐2が対空ミサイルで撃墜された。偵察機を操縦していたパイロット、ゲーリー・パワーズ（Gary Powers）は捕虜となったが、その際に出てきたのがサキシトキシン（Saxitoxin）という毒物だ。彼は、他国で捕らわれた場合に備え、自殺用にこの毒薬を所持していたのであった。しかし、彼は自殺する代わりに、捕虜になって生きる道を選んだ。

サキシトキシンは主に貝類から検出される毒であるが、その大本は太平洋の赤潮を起こす有毒渦鞭毛藻《うずべんもうそう》（Gonyaulax catenella）であり、食物連鎖の過程でこの藻が作る毒が蓄えられていく。サキシトキシンには神経毒作用があり、フグ毒であるテトロドトキシンと同様に、神経細胞膜の外側にあるナトリウムチャネルをブロックする。神経毒は作用が強く、すぐにその効力が現れるのが特徴だ。

パワーズが持っていた毒薬は、1ドル銀貨の中に隠されていた。微細な毒針があり、その針を自分に刺せば、すぐに自殺ができるようになっていた。試しに、ソ連のKGBが犬に与えたところ、10秒で即死したと言われている。それまで自殺用に渡されていた毒物は主に青酸カリ（シアン化カリウム）であったが、これは服用してから死に至るまで数分がかかる。拷問などの苦しみから即座に逃れることを考えると、なるべく短い時間で死亡する毒薬が良いということで、アメリカはサキシトキシンを大量に製造・保持していた。

もっとも、サキシトキシンは自殺用のみに使われたわけではなく、暗殺などの他殺の用途も想定されていた。実際に使用が検討されたケースは二つあり、一つはコンゴの首相であったルムンバの暗殺、もう一つはキューバのカストロ議長の暗殺である。ただし、結果的にはどちらも失敗に終わった。

なお、冷戦時代にアメリカは盛んに生物兵器を研究・開発していたが、第二次世界大戦の際は実戦で使えるほどは進歩していなかった。終戦後にそのクオリティが飛躍的に上がった背景には、旧日本軍の石井部隊（７３１部隊）が関係している。終戦後、ハルビンにあった石井部隊の設備は爆破され、部隊の人員は優先的に日本本国に送還された。この時、アメリカ軍は石井部隊長をはじめとした兵員らと面会し、日本軍の生物兵器の進歩に驚いた。その後、彼らが石井部隊から習得したノウハウが、冷戦以降の生物兵器開発の発展を支えたとされている。現在は、メリーランド州の「フォート・デトリック」（Fort Detrick）と呼ばれる研究施設に、石井部隊の資料が収蔵されている。私は２

回ほどこの研究所を訪れたことがあるが、あいにくその資料そのものは見ることはできなかった。

ソ連の研究はアメリカをはるかに突き放していた

さて、私のもともとの専門はヘビ毒であったが、当初は兵器とは全く関係のない純粋な学術研究であった。これらの兵器については、新聞で報道されている程度しか知らなかったのである。それが、よりその詳細に踏み込むことになったのは、1983年の終わりごろであった。

このころにはすでに、アメリカは化学兵器・生物兵器の類《たぐい》を放棄していた。もちろん、アメリカもかつては多くの化学兵器を持っており、生物兵器の研究も盛んだった。それが一転、この時期に放棄の方針を採ったのは、通常兵器のみで世界中のどの国とも戦える自信があったからといえる。もう一つ、戦略的な利点としては、他国が化学兵器・生物兵器を製造したり使用したりする事態に対して、真っ向から非難することができる、という点が挙げられる。自分が持っていると、歯切れが悪くなってしまうのは容易に想像できるだろう。

その一方で、当時のソ連が毒素兵器を作っているとわかったのが、まさに１９８３年であった。その先鞭をつけたのは、ソ連科学アカデミーの代表であったユーリ・オフチンニコフ（Yuri Ovchinnikov）氏である。彼の名は、もう一人の著名な化学者であるミハイル・シェミャーキン（Mikhail Shemyakin）氏とともに、ロシアの有名な研究所の一つである シェミャーキン・オフチンニコフ生物有機化学研究所に残っている。１９９１年に私はこの研究所に招待されて講演をしたが、中の設備も立派で、研究員も優秀な人物が集まっていた。俸給も他の研究所と比べて高く、男性の研究員は兵役を免除されていた。

アメリカは、１９６９年以来新しい生物兵器を研究していないので、ソ連に比べて14年間のブランクがあったのである。その14年の間に、兵器開発の分野において、ソ連はアメリカよりもはるかに大きな進展を見せていた。そして、この年に私はアメリカ政府の相談役として、天然毒の兵器利用について研究を進めることになる（詳細は第5章で述べる）。私個人の経験から、いかにしてアメリカがソ連の毒素兵器開発に対応したか

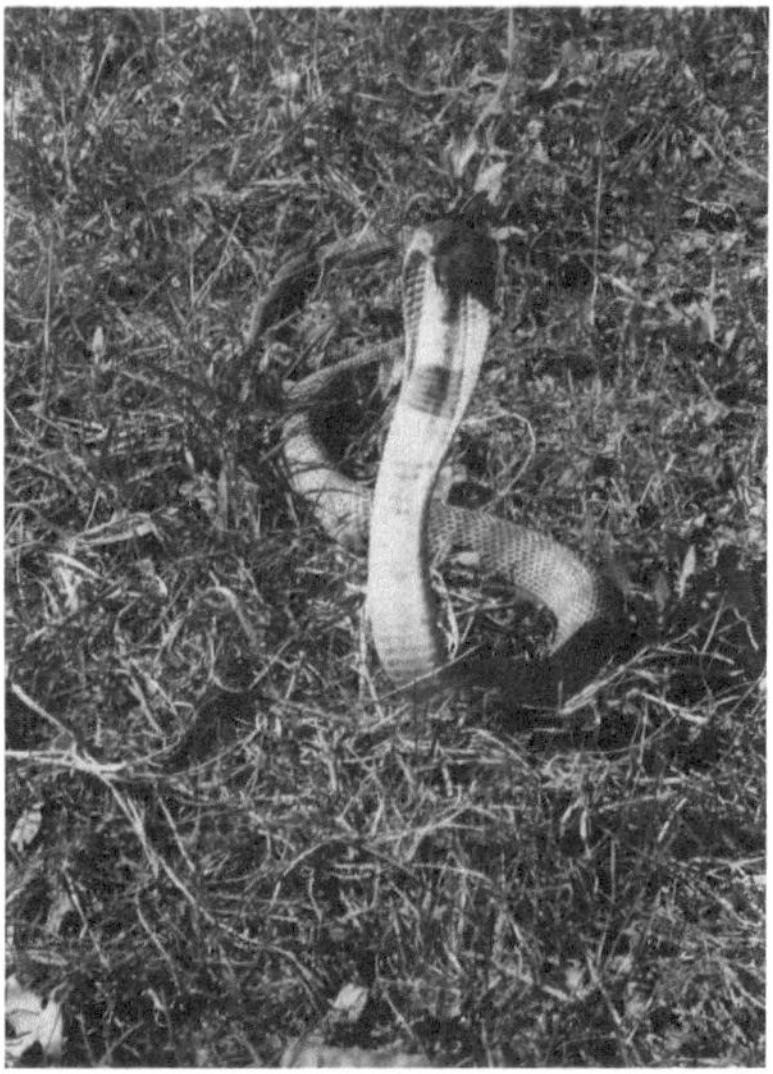

ウズベキスタンで研究が進められていたコブラ（Dr. Azimov より提供）

がわかるので、以降は私の経験談を少し話してみよう。

時代は少し下り、ソ連の崩壊後の話である。この時、アメリカは旧ソ連の科学者が他国に行って、生物兵器の開発を援助するのを防ごうと考えた。その中で、私はアメリカ政府の要請で、旧ソ連の一つであるウズベキスタンへと派遣された。余談だが、私がウズベキスタンの首都であるタシケントに到着して驚いたのは、ナヴォイ劇場というオペラハウスだ。この建物の建設にはソ連に捕らわれた旧日本軍の捕虜も参加していた。遠い満《まん》州《しゅう》からある者はシベリアへと連れていかれ、またある者は遠い中央アジアにあるウズベキスタンに送られ、厳しい労働に従事した兵士たちを思うと、少し気の毒な感じを覚えた。

冷戦時代、ウズベキスタンはコブラの毒液をソ連当局に提供していた。当時のソ連はコブラの神経毒を取り出して性質を調べ、毒素兵器として大量に生産しようとしており、その中心にいたのがモスクワであった。さらに、ソ連はシベリアのノヴォシビルスクという町で、そのコブラの神経毒のクローンを生産していた。クローン技術は当時開発されたばかりのもので、すでに実用化を果たしているというのも、アメリカを大いに驚かせていた。

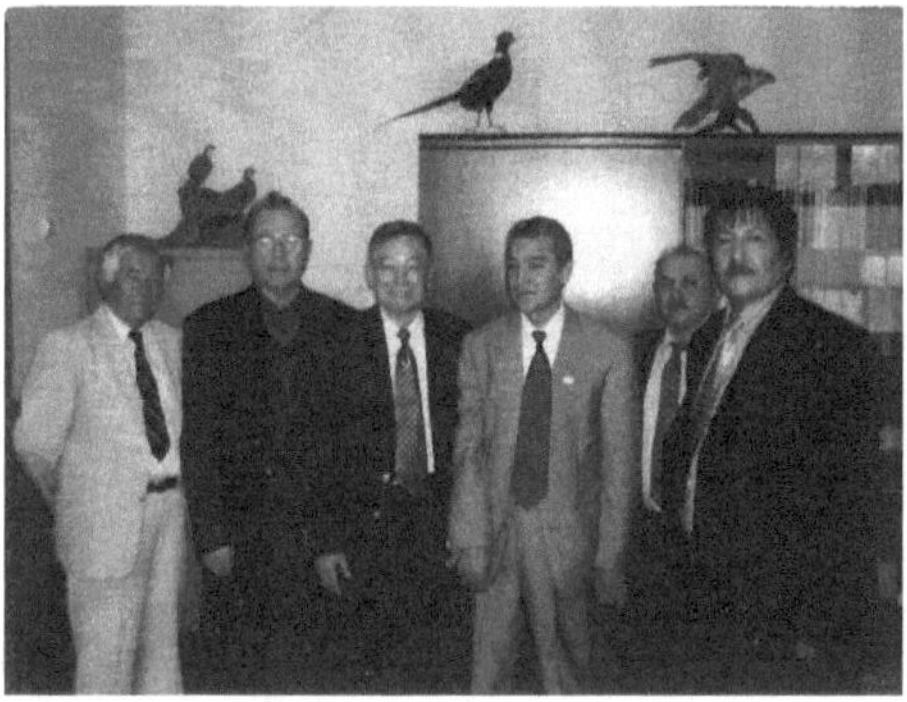
ソ連の生物兵器開発に関与していたウズベキスタンの科学者たち。左から３人目が筆者

遺伝子工学の発達と兵器開発への影響

最近、最も進歩が目覚ましい科学分野の一つに、

遺伝子工学が挙げられる。遺伝子工学の発展は、人類に様々な恩恵をもたらした。しかし、物は何でも使いようで、遺伝子工学は新しい毒素兵器の創造や改良にも使われ、その防衛の対応が難しくなった。たとえば、タンパク質ならば、それを作る遺伝子のDNAの配列さえわかれば、人工的に作ることが可能になった。つまり、理論上は、いくらでも有毒のタンパク質を作ることができる、ということだ。化学兵器・生物兵器・毒素兵器に対する防衛という観点からは、相手がどんな毒を作っているかということを把握することが何よりも肝要だが、遺伝子工学の発達は、その推定を非常に困難にさせた。

さらに、遺伝子工学は新しい兵器を生み出す一方で、従来の生物兵器にも影響するようになった。たとえば、もともと兵器に含まれていた細菌を、抗生物質への耐性が強い病原性細菌へと改造したり、人間の免疫性を弱くする菌や毒を遺伝子組み換え技術によって作ることができるのである。また、人工的に伝染力を高めたり、細菌を人体に侵入しやすくすることもできてしまう。このように、遺伝子工学は兵器の開発に関して大きな影響を及ぼすようになっている。

新型コロナウイルスの病原はどこか

さて、読者諸賢もご存じのように、2020年現在、中国の武漢から発生した新型コロナウイルス（COVID‐19）が猛威を振るっている。2020年5月10日の時点で、日本の感染者数は1万5798人、死者数は624人。筆者の住むアメリカの感染者数は約136万人、死者数は8万5397人。そして、全世界では感染者数は約415万人、死者数は約28万人である。これは2002〜2003年にかけて流行した肺炎、SARS（重症急性呼吸器症候群）の被害をすでに超えた。いわゆるパンデミックである。

以下、ウイルスの基本的なプロフィールを紹介しておく。

現在、新型コロナウイルスは、伝染の過程で3種類に変化したといわれている。1つ目がアメリカ型のもの、2つ目がイギリス型のもの、3つ目がヨーロッパ型のものだ。今回の新型コロナウイルスもSARSも流行性インフルエンザの一種であるが、今回のコロナウイルスが今までと違うのは、肺炎の症状である。写真にあるように、正常な肺

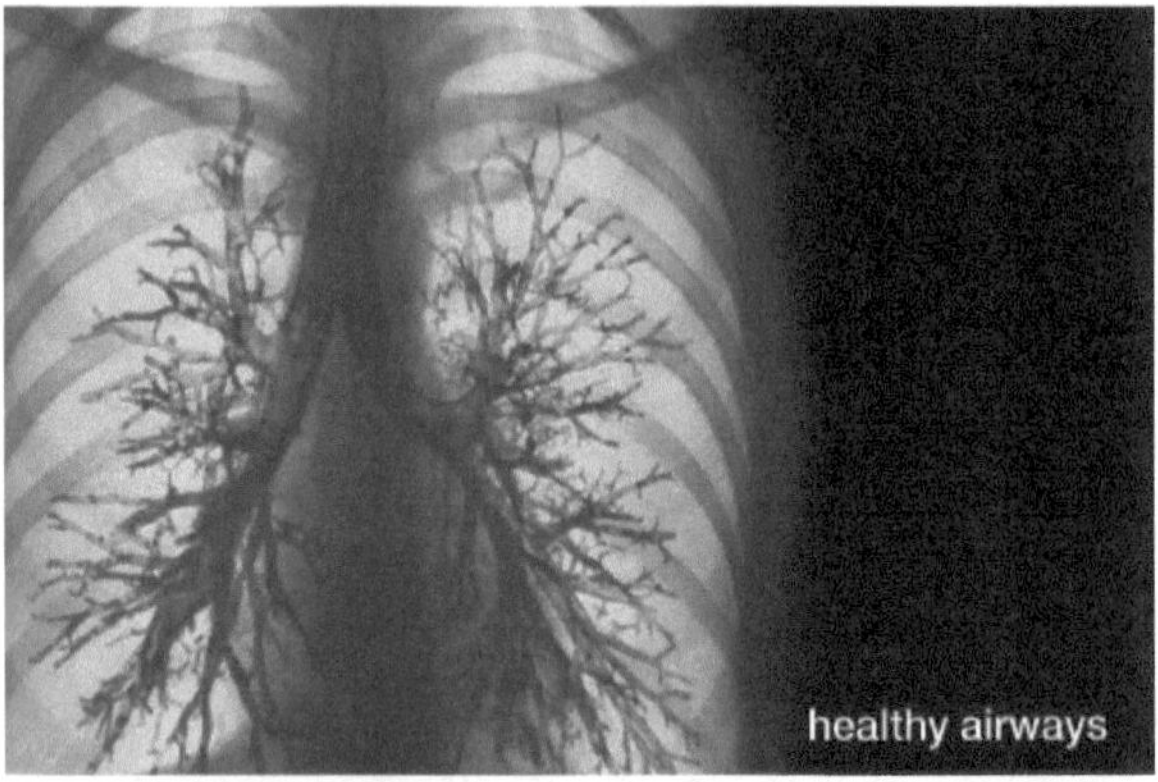

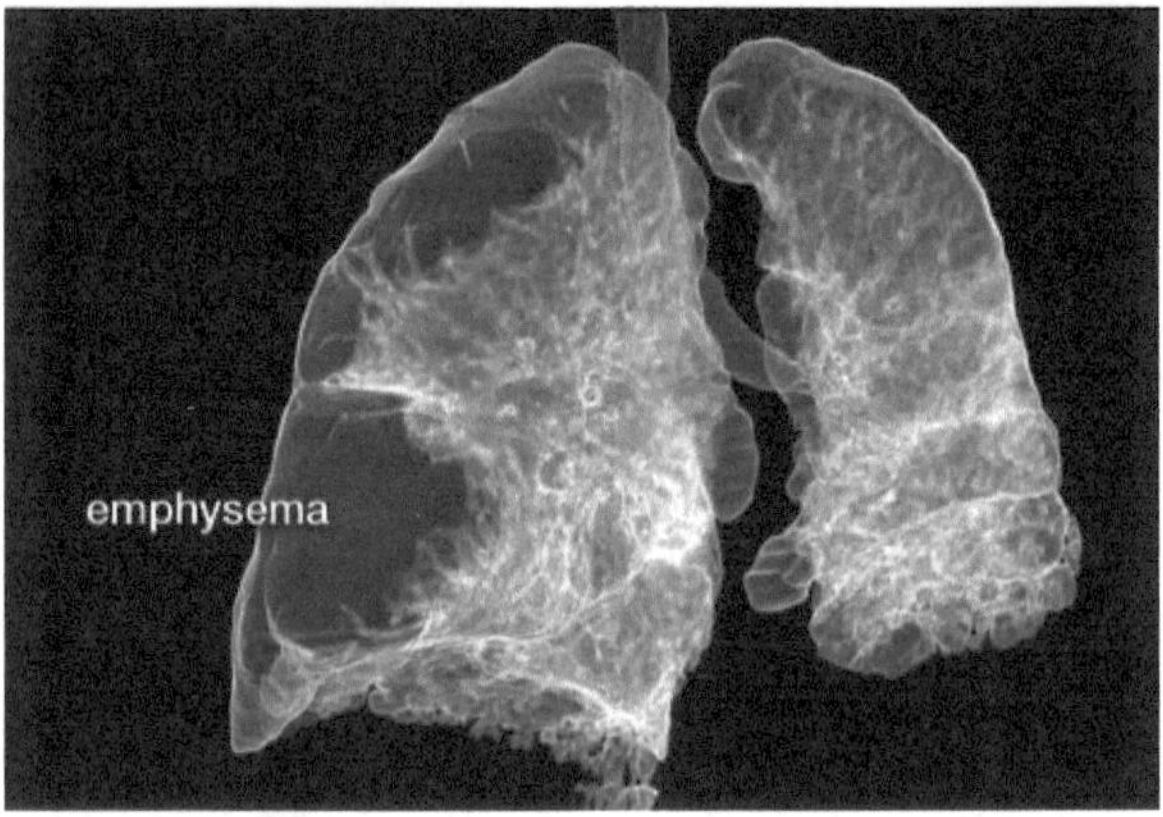

上が正常な肺の様子。
下が新型コロナウイルスに感染し、肺炎を起こした場合の肺の様子。
（この写真は、インドネシアの法医学の教授、エビ・ウントロ博士（Dr. Evi Untoro）に提供いただいた。記して感謝する）

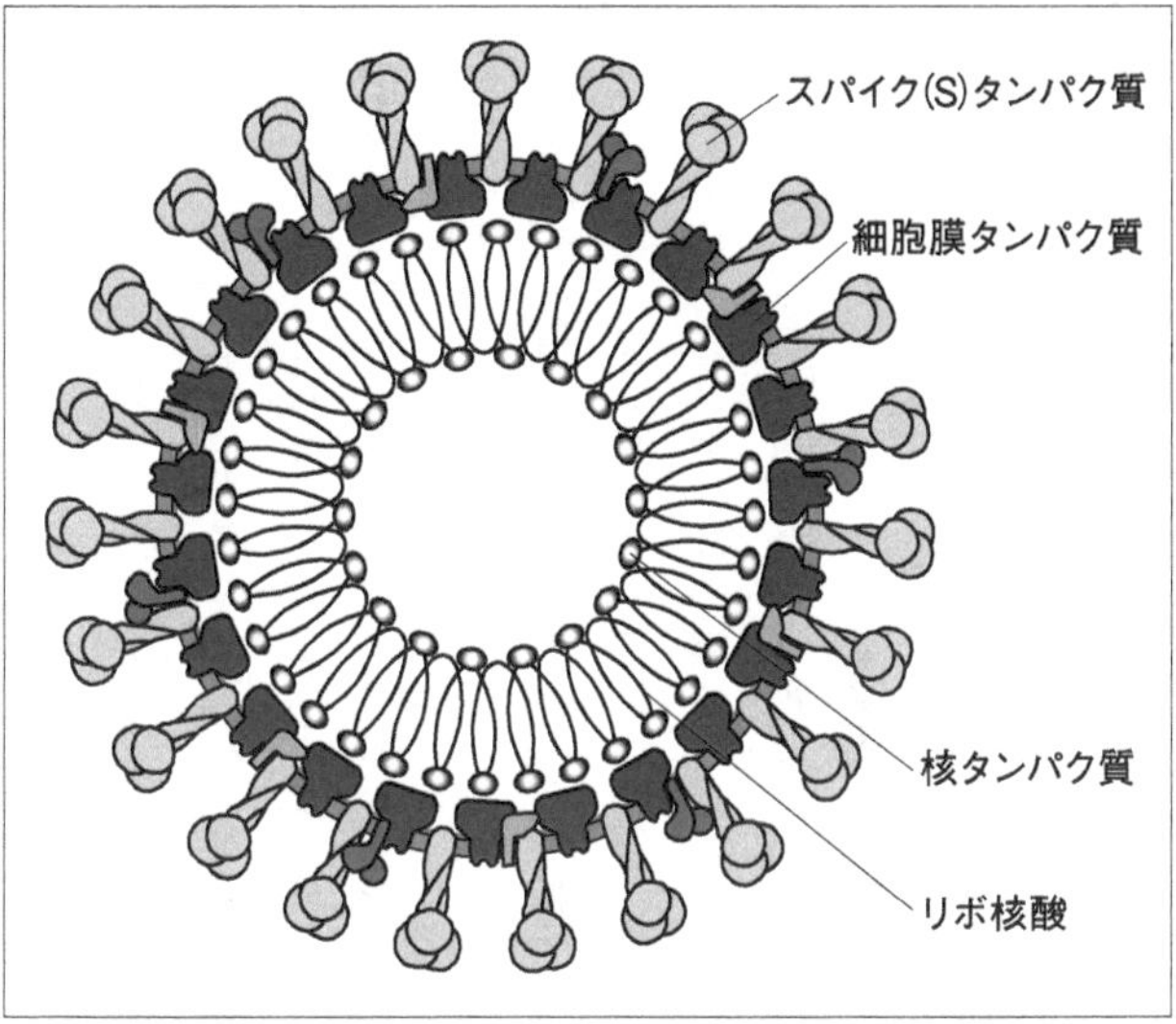

（出典：Leila Mousavizadeh, Sorayya Ghasemi, *Genotype and phenotype of COVID-19: Their roles in pathogenesis* より作成）

COVID-19 ウイルスの構造図。なお、リボ核酸は全体として長い一本線になっている

だと気管がはっきり見える。しかし、新型ウイルスに侵された肺を見ると不自然に膨れているのがわかるだろう。これは、肺に体液が充満して、いわば肺が溺《おぼ》れたような状態になるためである。重症患者は、この状況から回復できずに死に至る場合がある。

２０２０年の１月末に発表された、インドのプラシャント・プラダン（Prashant Pradhan）教授の研究では、新型コロナウイルスは核酸の部分がＳＡＲＳに似て、タンパクの突起した部分がＨＩＶウイルスに似ている、と主張されている。もっとも、この論文は学術雑誌に正式にアクセプトされたものではなく、「プレプリント」と呼ばれるその前段階のものなので、欧米ではその信ぴょう性に疑問を持つ人が多い。しかし、仮にこれが真実だとするならば、この研究が示唆するのはＨＩＶと類似した突起したタンパクの部分を持っている分、このウイルスは人間の細胞の中に入りやすい――つまり人間に感染しやすいということである。ＳＡＲＳも新型コロナウイルスも、人間に感染しやすい性質を持っているが、これはウイルスの表面に突き出した「スパイク」と呼ばれるタンパク質に由来する。ドイツの研究者の論文により詳しいＣＯＶＩＤ－19ウイルスの構造を示したものがあるので、こちらの図も載せておこう。

現在は世界中の国で緊急事態宣言が出されており、外出制限を余儀なくされている。大部分の人にとっては初めての経験だと思うが、私も人生90年のうちで初めてのことである。2月末に私は日本に10日間ほど滞在しており、その後台湾に行く予定であったが、その間に「日本から台湾へ入国する者は2週間の外出禁止」という通達が出てしまった。そのため、台湾行きをやめて3月10日にアメリカに戻った。そして、ちょうどアメリカに戻ったタイミングで、急激に感染者が増加し始めたのである。

アメリカの新型コロナウイルス狂騒曲

新型コロナウイルスの影響は言うまでもなく甚大だ。その全貌《ぜんぼう》を一口で述べるのは到底不可能であるが、代わりにいま私が住んでいるアメリカの様子を、私個人が観察したところから記してみたいと思う。

私はいま老人ホームに入居しているが、場所柄か外出の制限は特に厳格だ。同じホームに日本からアメリカに来た元牧師が入居しているが、彼の奥さんが今年に入ってから脳の手術を受けて意識不明になった。しかし、入院中の彼女を見舞うことはできず、病院に電話をかける日々である。施設内のエレベーターも２人以上乗ってはいけない。ダイニングルームもコーヒー室も応接間も閉鎖された。応接間には新聞が３紙置いてあったが、それも見ることができなくなった。

広がっているのは、物理的な距離だけではない。心理的な面でも同様なようだ。私の

3番目の娘はウィスコンシン州に住んでいるが、彼女は「外に出るのが怖い」と話していた。というのも、東洋系の人々が白人系の人々から襲撃されるという事態がしばしば起きているからだ。ウィスコンシン州は白人が多く、東洋人は比較的少ない。新型コロナウイルスの発生源である中国に恨みを持っている白人は一定数いるが、彼らにとっては日本人も韓国人も中国人も区別がつかないのである。

さらに、人間だけではなく動物たちの行動にも思いがけない影響があるようだ。コロラド州の住宅地帯では、マウンテンライオン（ピューマ）が度々出没している。友人から聞くところによると、各地で猿やカンガルーなどが町の中を歩き回っているようだ。おそらく、今回の新型コロナウイルスの騒ぎで人間が外に出なくなったために、野生動物の生活空間が広がったのだろう。

そのような中で、トランプ大統領が第一に気にしているのは経済活動だ。日本でも10万円が支給され始めているようだが、アメリカでも最大1200ドルが国民に配られることになった。面白いのは、同様の政策を2020年の大統領選挙で民主党候補を目指していたアンドリュー・ヤンという人物が唱えていたことだ。彼は、この新型コロナウイルスが蔓延《まんえん》する前から「18歳以上の成人に毎月1000ドルを支給する」という政策をアピールしていた。その時は「現実的ではない」と白い目を向けられていたが、今回の騒ぎを受けて、彼のベーシック・インカム論を見直す記事が出るようになっている。このように、私の身の回りのことだけでも、新型コロナウイルスがもたらした変化は枚挙にいとまがない。おそらく、日本の読者も同じような状況なのだろう。

COVID－19を防ぐのは遅すぎた

はじめての患者が出たのは、2019年の12月1日であるといわれている。その病状を見て、普通の肺炎ではないと判断したのが、武漢市中心医院で眼科医として勤務していた李文亮《りぶんりょう》さんだ。彼は、この見解を医学雑誌に発表して、いち早く注意を促した。しかし、のちに当局は彼を訓戒処分とし、「まったくのデマだ」として発表を取り消した。しかし、その後彼自身がこの新型コロナウイルスに感染して、2月7日に死亡した、その時点では、新型コロナウイルスは武漢全体に蔓延して、中国当局も新しい病気が流行していることに気がついていた。内外で李医師の見解が取り上げられ、はじめて新型コロナウイルスに警鐘を鳴らした人物として彼に賞賛が相次いだのと同時に、中国当局には大きな批判が寄せられた。当局も民意に反することはできず、自らの非を認め、武漢の公安局を訓戒するとともに李医師の家族に謝罪、さらにいくらかの賠償金を払ったようだ。その後、習近平《しゅうきんぺい》国家主席は、2020年の2月14日にウイルスのコントロールを目的とした「生物安全法」について立法を急ぐように指示し、3月2日には実験室における動物の病原体の取り扱いについて、より徹底した安全管理をしないといけないという通知を出した。

新型コロナウイルスに対し、いち早く対処したのは台湾、ロシア、そして北朝鮮である。台湾はSARSが流行した際に隔離の重要性を思い知らされていたため、その経験を活かし、即座に中国からの観光客を送還した。ロシアにも何万人もの中国人がいたが、それらもみな、中国へと追い返した。いま、ロシアと国境を接している黒竜江《こくりゅうこう》でコロナウイルスが流行っているが、これはロシアから帰国した中国人の中に新型コロナウイルスの病原体を持った人がおり、そこから広がったためとみられる。北朝鮮の水際作戦も実施が早く、２０２０年の1月31日の段階で、中国から入ってくる列車や航空便をストップした。この結果、前年同月比で中国との貿易総額は90％以上も少なくなってしまったようだ。しかし、北朝鮮国内には蔓延を阻止する機関が無いため、大胆な水際作戦を採ったとされる。２００３年のＳＡＲＳ流行の際も、北朝鮮は同様の措置を採り、難を逃れた経緯がある。

一方、発生源の中国は出遅れた。1月末の旧正月を控え、お祝いへの影響を憂慮した中国は有効策を採ることができなかった。旧正月を迎えた時にはすでに、ウイルスは広く蔓延してしまっていた。アメリカも遅すぎた。外出規制を発表した時にはすでに何万人もの感染者を出してしまった。

また、４月になってからようやく外出自粛を発表した日本も遅すぎたといえる。実は3月に私が日本に滞在していた時、日本政府から連絡があり、内閣の首相補佐の代議士と面会することになった。その際、日本政府としてすべきことを進言したのだが、その内の一つが「病院船を活用せよ」というものだ。これは、被病者を隔離するのに一番有効な方法であり、アメリカはすでに多数の病院船を稼働させている。その後、しばらく

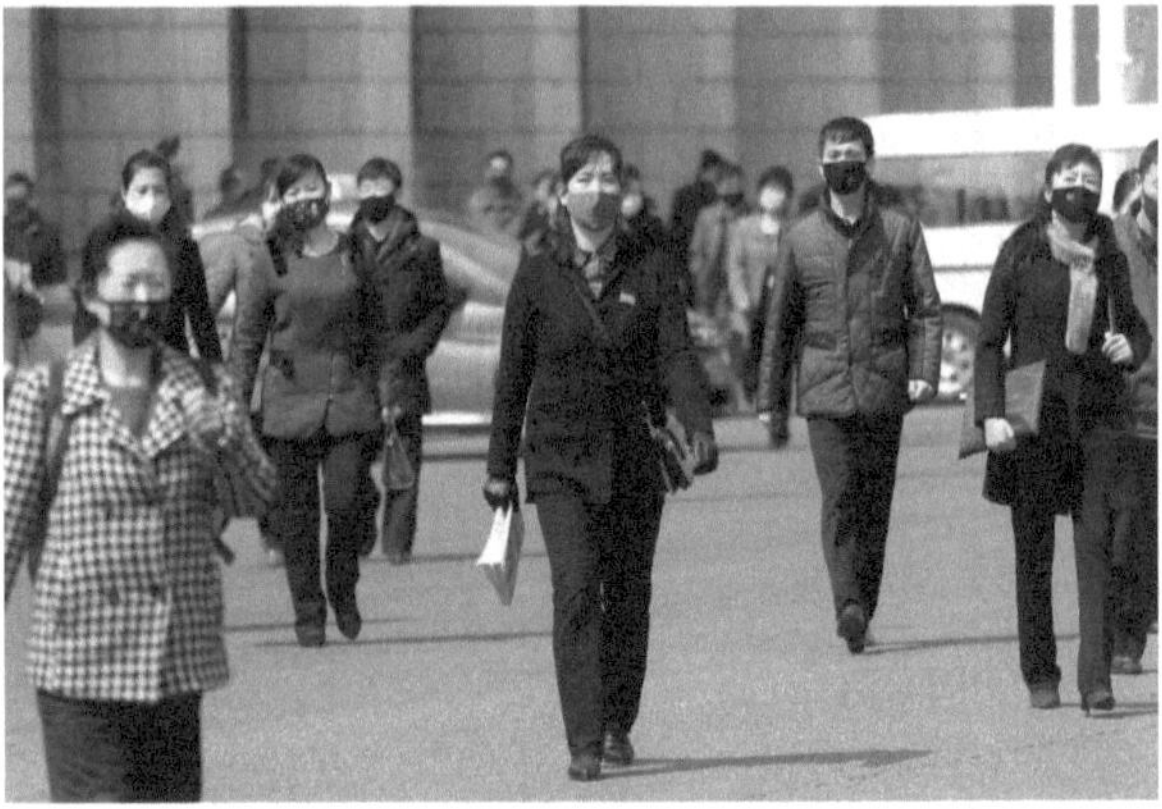

平壌市内を歩く市民。マスク着用を命じられている
（提供：アフロ）

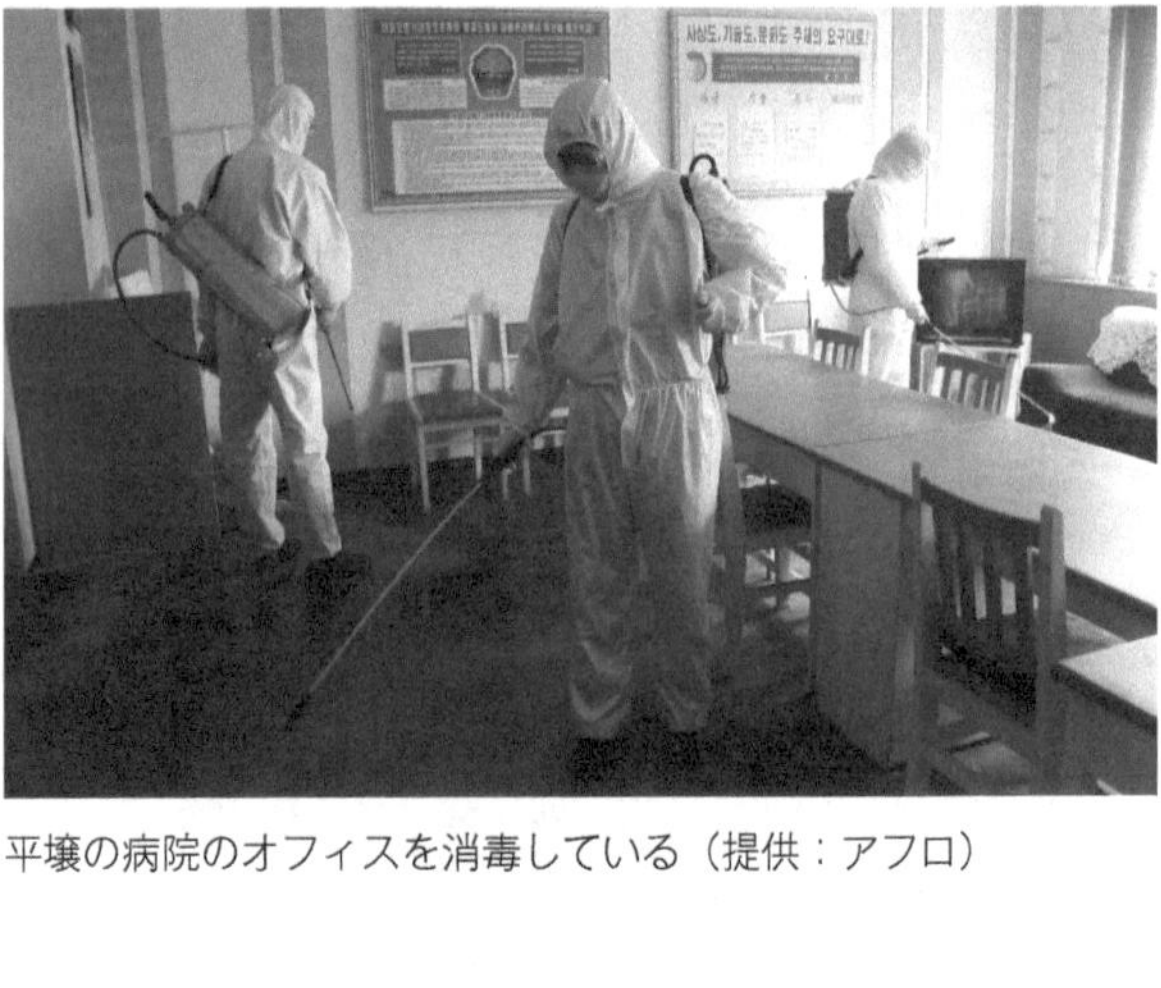

平壌の病院のオフィスを消毒している（提供：アフロ）

して「病院船を導入することにして、調査費約７０００万円を計上する」ことになったという通知が日本政府から来た。

また、ＷＨＯの対応も非常にまずかった。ＷＨＯの現事務局長であるテドロス氏は、アメリカが即座に武漢から自国民を退去させた対応について非難したり、多くの国が中国への飛行機の就航を取りやめたのは間違いである、と発言したりしていた。しかし、今から見ると彼の認識の方に問題があったと言わざるを得ない。台湾に言わせると、２０１９年12月の段階で、「異常な肺炎が中国で流行しているから、ＷＨＯは注意するべきだ」と通知していたが、無視されていたという。その一つの原因は、台湾がＷＨＯのメンバーではないためであり、その背景には中国がその加入を拒否しているという事情があるようだ。

流出が疑われる中国科学院病毒研究所

この病原体が武漢から発生したことは間違いないが、問題は武漢のどこから発生したのかということである。これに対し、中国側は「海鮮市場にいた動物からだ」と発表している。それらは市場で売られているもの、たとえばコウモリ、ネズミ、ヘビ、ハクビシンなどだ。中でも、コウモリに強い嫌疑がかけられている。

一方、新型コロナウイルスが全世界へと広がる中で、ぽつぽつと「新型コロナウイルスの発生源は、漢口《かんこう》にある中国科学院病毒研究所ではないか」という説明が出始めている。はじめは、イスラエルやアメリカからの報道であったが、最近では同様の報道が日本、台湾、さらには中国国内からも出始めている。

この研究所は、2004年、伝染病について共同研究をするためにフランスが中国と結んだ協定に基づいて設立された。はじめは、この二国で建設が行われたが、途中から中国がフランスの参加を拒絶し、最後の2年間は中国だけが建設に携わった。

アメリカがこの研究所を疑問視する背景には、2018年の視察が関係している。2018年1月、アメリカの外交官はこの研究所を訪れており、その際安全対策に危惧《きぐ》の念を表明していた。設立時点で参画していたフランスはすでにオペレーションから外れていたし、さらに現地では「研究所内の研究員が、市場で実験済みの動物を販売している」という噂が立っていた。私がこの原稿を執筆している時点では、アメリカは「この研究所からウイルスが漏れた」という見解を確実視しているようだ。

もちろん、この見解に対して否定的な発表も出されている。たとえば、メリーランド州にあるクロム・バイオセーフティ・バイオセキュリティ・コンサルティングの創始者、ティム・トレバン所長は「今回のウイルスは生物兵器と関係ない」と話している。その主張の根拠は「生物兵器として危険な病原体を培養するとしたら、作る方は前もってワクチンや抗毒剤を大量に準備しないといけないが、いまのところそういう存在は出てきていない」というものだ。

しかしながら、実際には、多くの病原体が生物兵器として各国で作られている。天然痘《とう》は有力な生物兵器として開発が進められているし、炭疽菌は実際にアメリカでテロとして使われた。こうしてみると、生物兵器として新型コロナウイルスが作られていたとしても、それ自体は不思議ではないと思う。現に、病原菌が研究所から流出したケースも多々ある。代表的なものは、１９７９年に現在のロシア・スヴェルドロフスクにある生物兵器研究所で炭疽菌が流出し、多くの市民が死亡したという事件だ。当時、ソ連は

「現地で腐敗した肉を食べていたため、それで炭疽菌が蔓延した」と発表していたが、アメリカはこの時点で、研究所から炭疽菌が漏れたのだろうと推測していた。実際、ソ連が崩壊したのち、アメリカはスヴェルドロフスクに科学者を派遣して調査したところ、たしかに予想通り炭疽菌は漏洩《ろうえい》していたようだ。

アメリカの援助を中国は断った

今回の騒動に関して、いろいろな報道が出ては消えているが、いったい何が真相なのかは判然としてこない。もちろん、その中でも正しい報告もあるだろう。それらを検討しながら、私なりに説明していこうと思う。

まず、武漢にある研究所についてである。世界中にあるこれらの研究所には、「バイオセーフティレベル（ＢＳＬ）」と呼ばれる格付けがある。これは、取り扱うウイルスや細菌、病原体などの危険度に応じて、その等級を定めたものだ。そして、武漢にある研究所はＢＳＬ－４――最上級の格付けだ。つまり、最も危険な微生物・病原体を扱っているということである。もちろん、それに応じて室内の設備も最高の安全性を保つ必要がある。台湾の生物兵器研究所には、昔からBSL－4の設備があるので、危険な炭疽菌やSARSウイルスを培養したりした。私が2005年に北京の生物兵器研究所で講演した時は、BSL－3の設備ができたばかりであった。また、スイスの国防研究所を訪れた時も、その設備はBSL－3であった。

生物兵器研究所は、どの国も安全を厳重に考慮して管理しているが、それでも事故などによりそれらが流出するということが現実として起きてきたのは見てきたとおりだ。最近、アメリカの疾病予防管理センター（CDC：Centers for Disease Control and Prevention）が、中国に対して伝染病の専門家を武漢に派遣して、新型コロナウイルスの蔓延防止のために援助をしたいと申し込んだ。しかし、中国はその申し出に対して明確な返事をしなかった。生物兵器研究所からの流出を疑っている台湾の報道では、この事態について「専門家が武漢に来たら、病原がすぐに明らかになってしまうからだ」と伝えているようだ。

また、最近になって中国政府は、真相を調べるために武漢へ陳薇（Chen Wei）少将を派遣した。彼女は浙江《せっこう》大学を卒業後、フランスのモンペリエ大学で博士号を取得した。その後、人民解放軍に入り、アフリカでエボラウイルスの研究に従事した生物兵器のエキスパートである。これについても、台湾では「新型コロナウイルスの影響を調べるためであれば、医学の専門家を送るべきなのに、生物兵器の専門家を送るということは、病原はやはり武漢のウイルス研究所ではないか」と報道している。さらに、一説によると、武漢のウイルス研究所のトップは江沢民《こうたくみん》派の人物だったが、習近平国家主席は今回の新型コロナウイルスの責任を彼らに押し付けて罷免したのち、自分の派閥の人を入れた。その後、武漢からの新しい患者は報告されていないようだ。

2013年の石正麗氏の研究

さらに興味深い事実がある。武漢のウイルス研究所に所属する石正麗氏が、2013年ころからアメリカやイギリスの学術雑誌にコウモリのコロナウイルスを人工的に改良していることを発表した論文を4編出している、ということだ。これらの4編の論文に対して、フランスやアメリカの化学者が「そのような危ないウイルスが、研究所から漏れたら大惨事になる」という警告をすでに出していた。石氏の研究に対しては、アメリカの国立衛生研究所（National Institutes of Health）が補助金を出していたが、２０１４年10月の時点で、この資金は凍結されている。さらに、彼女は２０１５年にイギリスのNature Publishing Group が発行している *Nature Medicine* という雑誌に、コウモリから取れたＳＡＲＳウイルスを改良し、ネズミに感染させることに成功したと発表している。

問題は「なぜ石氏がそのような研究を行ったか」である。同じ研究者の立場から考えると、可能性としては①珍しい研究をしたいため、②ワクチンを作るため、③攻撃用の生物兵器を作るため、という3つほどが挙げられるのではないだろうか。

①の可能性は、やはりあると思う。世の中には誰もやったことのない新しい研究をしたいという人は多く、化学者もまったく同様だ。ただ単に、そのような意思で危険な研究をしたということも十分考えられる。

②も医学治療のためで、これは良いことである。しかし、コウモリのウイルスは当時

まだ研究中であり、流行していたわけではない。病気が流行ってないのに、そのようなワクチンを作ることは考え難い。

③の生物兵器の開発の可能性は、台湾側が考えているようだ。それは、かつて台湾でも秘密裏にＳＡＲＳウイルスを研究して、それが漏れて研究員が一人感染する事態が起きたからだ。幸いにも、この事件はすぐにコントロールされたので、大きな問題にはならなかった。しかし、どの国でも同様の開発は考えられる。

アメリカの見解と中国の不可解な行動

しかし、筆者の住むアメリカでは、③の生物兵器の可能性について否定的だ。ただ、武漢の研究所から流出したことは間違いないだろう、と見ている。トランプ大統領は「何としてもウイルスが流出した源泉を突き止める」と話しており、もしそれが故意によるものであるならば、相応の処罰を考えるという声明を出している。賠償金についても盛んに論じられており、いまのところ考えられているのは３つの方法だ。１つ目は、国債の利子を払わないというものである。いまのところ、中国が一番多くアメリカの国債を持っており、その毎年の利子を払わずに、その分を被害者や死亡した家族に給付するという方法だ。しかし、こうするとアメリカの国債の信頼度が落ちてしまうので、あまり現実的ではないようである。2つ目は中国との貿易の際に逐一税金をかけて、それを賠償金とするものだ。これは比較的実現可能性が高い。3つ目はアメリカにある中国人高官やその家族の貯金・不動産を差し押さえるというものだ。中国の高官はアメリカに対して敵対的な姿勢を見せるが、陰では財産をアメリカに移して将来に備えている。この資産を没収して賠償金に充てるということも考えられている。これも、実施される可能性は高いと思う。

一方、これに対して中国の外交部は、今回のウイルスは米軍が以前に武漢に来た時にばらまいたものであり、アメリカには説明責任があると反論している。こちらも同様に、アメリカに対して賠償金を請求する権利があると主張しているようだ。

しかし、そんな中国側の不可解な行動は相次いでいる。2020年の2月に、華南理工大学で生物学を教えている肖波濤教授が研究者向けのSNS「ResearchGa te」に発表した論文「新型コロナウイルスで考えられる発生源（The possible origins of 2019-nCoV coronavirus）」が英文で発表されたが、それがすぐに中国政府によって発表を取り消された。このペーパーでは、漏れた場所を明確に「武漢市疾病予防管理センター」であると指摘している。さらに、石氏が所属する武漢病毒研究所では、コロナウイルスを猿に感染させ、それから血清を作る研究をしていたため、ここからウイルスが漏れたことも容易に考えられる。もしかしたら、2か所から流出した可能性もあるかもしれない。また、最近のアメリカの調査によれば、中国は3月10日に上海の復旦大学に対して、「新型ウイルスの発生源については、一切発表してはいけない」という通達を出しているようだ。この通達はほかの大学や研究所にも出されており、出所を隠蔽《いんぺい》しようとしている意思が窺える。

さらに不思議なのは、4月17日に中国が出した武漢の死者数の訂正だ。それまでは武漢での死亡数を2579人と報じていたが、急にその数を約1・5倍の3869人としたのである。さらに、「実際はその10倍から100倍の人が死んでいるのではないか」というのがアメリカの見立てだ。

中国は一貫して研究室からの流出も生物兵器の製造も、堂々と否定している。たしかに、傍証はあれど中国は絶対にその可能性を認めないだろう。しかし、私の意見として確信を持って言えることは、今世界中でこれほどまでに多くの犠牲者が出た原因の大部分は、中国の発表が遅すぎたことにある、ということである。

第5章　各国の現状と防衛体制

——中国・スイス・アメリカ・スウェーデン

私は職業柄、いろいろな国の国防研究所や化学学校を参観させていただく機会に恵まれた。主に講演に呼ばれて、ついでに見学するというのが大部分である。その際は、注意して写真などを撮らないようにして、また相手の秘密もこちらからは聞かないようにした。国防に関する情報はどの国も機密扱いにしているので、その全貌《ぜんぼう》について知ることは不可能であるが、私が知りえた範囲のものをここに記してみようと思う。本章では、私の経験に基づいて各国の国防事情と、民間も含めた防衛体制について述べる。そのうえで、日本の現状と今後に向けての私見を記すことにする。

アメリカの兵器事情

私が一番事情をよく知っている国は、やはりアメリカだろう。第1章の炭疽《たんそ》菌テロのところで触れたエッジウッド化学生物学センター、陸軍感染症医学研究所（ＵＳＡＭＲＩＩＤ）、ダグウェイ陸軍兵器実験場など、アメリカには数多くの実験施設がある。余談だが、私がスタンフォード大学で博士号を取った後に、ダグウェイ陸軍兵器実験場からオファーがあった。同じユタ州のソルトレイクシティ国際空港まで来たら、車で送り迎えをしてあげると言われた記憶がある。しかし、その時の私は兵器利用という応用分野よりも、基礎的な生化学についてもっと研究をしたかったので、そのオファーは断ったのであった。

このような優れた研究施設がある一方で、化学兵器・生物兵器に対する現在のアメリカのスタンスとしては、明確に「撤廃」だ。先でも触れたように、１９６９年にニクソン大統領が化学兵器・生物兵器の放棄を指示してからは、もっぱら壊すことだけに注力している。最近、私がアメリカ陸軍の方と話をする機会があったのだが、印象的だったのは彼が「今のアメリカ陸軍では化学兵器・生物兵器を作れる人はほとんどおらず、知っているのは壊すことだけである」と話していたことだ。

アメリカはあまり生物兵器を持っていなかったため、こちらの処理は割とすぐに終わったが、問題なのは化学兵器であった。第一次世界大戦の時点ですでに毒ガスを５７７０トンも持っていたと言われている。冷戦の時も神経ガス・マスタードガス・催涙弾・幻覚剤など、非常に多くの化学兵器を持っていた。

これらの兵器の多くは太平洋の無人島であるジョンストン島に貯蔵されており、はじめはこの島の中ですべて破壊する予定であった。しかし、そうなると、この場所以外に貯蔵されている兵器をすべて島に運搬する必要があり、それを聞いた沿線の住民が猛反対する事態になった。その結果、今ではアメリカ本土の９か所で分散して破壊している。貯蔵場所から動かすことなく破壊するために、貯蔵所をそのまま処理場に改造して、現場で壊すことにしている。

以前までは、作業員は完全に防護してからでないと処理を始めることができなかった。しかし、今では兵器の破壊は完全にオートメーション化されている。砲弾や爆弾から毒ガスを分離して焼却するまですべて自動化され、作業員を危険に晒《さら》さなくてもよいようになっている。また、環境の面も考慮され、これらの施設はみな有毒なガスが漏れないような設計で造られている。

アメリカが中国にしたお願い

　今でこそ、アメリカと中国はその対立がしばしば取り沙汰《ざた》されるが、私はかつて化学兵器の開発の場面において、アメリカが中国にお願いをした場面に立ち会ったことがある。中国の人民解放軍には兵器開発に関する総合研究所があり、この場所では化学兵や将校の訓練も行っている。私見では、化学将校の養成という観点では、中国が世界一だと思う。訓練は４年間にわたり、数学・化学・物理の基礎科目のほか、化学兵としての実習を受けることになる。卒業すると学士の資格をもらうことができ、彼らがさらに派遣先の部隊で一般兵の訓練と教育に携わることになる。日本も含めた一般の化学学校では基本的に、数か月だけ訓練させたのちに、元の部隊に帰すというカリキュラムになっているが、その点中国は非常に徹底している。

　さて、この総合研究所は化学兵器・生物兵器・毒素兵器それぞれの研究所で成りたっているが、ある時私はアメリカ陸軍から「この研究所に対して、研究員の交換プログラムを打診してくれないか」という依頼を受けた。アメリカ陸軍もこれらの研究所の素晴らしさに感嘆しており、そのノウハウを学びたいと思っていたようだ。私はこの仲介役を引き受けたが、一方でいきなり私が「アメリカ陸軍の用事で来た」と研究所側に言っても信じてもらえないだろうと思い、陸軍の名前で研究所にファックスを送っておいてくれ、と頼んでおいた。

研究所がある北京に着くと、人民解放軍の化学兵器に携わっている将校が3人で出迎えてくれて、一流ホテルの一室で食事をご馳走《ちそう》になった。彼らは「アメリカ陸軍との交換プログラムは非常にいいアイディアで、ぜひやりたいと思っています。ただ、この問題には国と国との外交上の問題も関わってくるので、上層部の機関に許可をもらう必要がありそうです。少々待っていただけますか」と話してきた。私は了承し、一度北京を離れた。彼らとは食事の後にカラオケに行った記憶がある。

後日、再び北京を訪れた私は、人民解放軍側に返事をもらいに行った。その時の彼らの返答は「とてもいいアイディアで、ぜひ実現したいと思っているが、上層部の改編で決定権のある人物がいなくなってしまった。もうしばらく待ってほしい」というものだった。私はこの答えを聞いて直感的に、中国側は乗り気ではないのだろう、と思った。兵器研究の内側にいた立場としても、外部に対してアメリカは非常にオープンで、少し調べたら大抵の情報は見つけることができる。一方で、中国の化学兵器のプロジェクトは極秘中の極秘であり、外部にはほとんどその情報が回ってこない。中国側は改めてメリットとデメリットを天秤《てんびん》にかけたうえで、ＮＧと判断したのであろう。

中国初訪問と現地で迎えた天安門事件

もう少し、中国と私の関わりについて話そう。私が初めて中国を訪問したのは１９８６年のことだ。その４年前の１９８２年にも「天然毒に関する学会で開会の辞を話してくれないか」という依頼があったが、存命だった父に相談したところ「いまは中国と台湾の関係が良くない。いま中国を訪問すると問題が複雑になるから、やめたほうがいい」と言われ、その時は断っていた。初訪問の時は、広州《こうしゅう》・上海・北京・昆明《こんめい》・南寧《なんねい》と回り、大学や各地の研究所で講演をした。

その3年後の1989年にも、天然毒の国際学会で開会のあいさつをすることになり、中国の桂林《けいりん》を訪れる機会に恵まれた。ここでも中国のアメリカに対する警戒感がほの見えるシーンがあった。休憩時間に私に3人の中国人が話しかけてきて、「私たちは人民解放軍の薬学研究所にいる者です。もし、先生が北京に寄る機会があれば、私たちがお迎えに上がります」と申し出てくれた。名前こそ「薬学研究所」であるが、この施設は中国の毒素兵器の研究所である。そしてその時、ちょうど近くにアメリカ陸軍所属で知り合いの女性研究者がいたので、何の気なしに彼らを紹介してあげた。すると、彼女は「私もこの研究所に行ってみたい」と彼らに打診し始めた。中国の研究員は何やら中国語で話し始めたが、彼女には意味がわからなかっただろう。大体こういった内容だったと思う――「彼女はエッジウッドから来ているから、アメリカ陸軍の人物ではないか。そんな人に北京の研究所を見せるわけにはいかないじゃないか」「心配するな、俺が適当に対処しておくから」。結局、その後彼女は北京の研究所を見ることができたのだろうか。

さて、1989年と言えば、天安門《てんあんもん》事件があった年である。私が桂林に渡るころには、アメリカの国務省から「中国への訪問は注意するように」という通達が出ていた。しかし、私はこの学会に設立時点から携わっており、顧問でもあったので、やはり行かなければいけないという使命感があった。今回の日程は桂林、上海、大連《だいれん》、瀋陽《しんよう》、北京、武漢という順番で回る予定だったが、天安門事件に遭遇したのは大連から瀋陽に向かう前の日であった。当日の現地の新聞では、ごく簡単に「人民解放軍が北京に入り、暴動を鎮圧した」という程度のことしか書いていなかったが、同行した女性が聞いていたBBCの放送では「北京が大変なことになっている」と報道していた。

翌日、瀋陽に着くと出迎えてくれた教授が「ＮＨＫの短波ニュースを傍受したところ、どうやら北京で数百人が殺されたらしい」と教えてくれた。中国では海外の短波放送は厳禁だが、どうやらみな何らかの方法で聞いているようであった。さらにその翌日、私が瀋陽の街に出ると多くの人がデモをしていて驚いた。彼らが掲げている標語を見ると「鄧小平《とうしょうへい》を銃殺しろ」「李鵬《りほう》を絞首刑にしろ」などといった、物騒な内容が書かれていた。私はこの時点で、中国を離れたほうが良いと思い、すべての予定をキャンセルしたのであった。その時は、大連から飛行機に乗って中国を脱出した。この空港には東京行きと香港《ホンコン》行きの定期便があるが、この際どちらでもよいからなるべく早くここから飛び立ちたいと思った記憶がある。

クローズドな中国の軍事事情

中国語で書かれた化学兵器・生物兵器に関する本もあることにはあるが、国外ではほとんど手に入らないだろう。たとえば、『現代武器装備知識蔵書』『中国軍事百科全書』『軍用生物技術』といったものである。このうち、『現代武器装備知識蔵書』は人民解放軍の兵士用に作られた、化学・生物兵器の教科書である。わかりやすい文で書かれているが、内容は非常に幅広い分野をカバーしている。ほかにも『国外医学』という情報誌があるが、これは人民解放軍でこれらの兵器に関与している人に配られるものだ。軍ではこの雑誌を毎月発行して関係者に配っているが、あくまで軍の内部のものであり、外で買うことはできない。

テロ対策の本も面白く、「誰が中国に対してテロを起こすか」という観点で書かれている。私が知っているのは『生物恐怖的応対与処置』というものだ。この本によると、中国で起きるテロの可能性として、以下の４つが挙げられている。

①国内で起きるテロ
②国外で起きるテロ
③法輪功《ほうりんこう》のような邪教を信じる者
④回教徒のような中国西部の少数民族

①〜③までは、おそらく日本でもあてはまるだろう。オウム真理教などは③にあたる。法輪功はアメリカでは大っぴらに活動しているが、中国では邪教とみなされて迫害を受けている。

中国は、アメリカとロシアという二つの強大な国と渡り合う必要があるため、常にこの両国の状況を注視して、対応を考えている。両国からしたら、最初は中国にそこまで関心を向けていなかったと思うが、今ではすっかり変わっただろう。象徴的なのは、２

016年に起きた中国によるアメリカのスパイの処刑だ。12人以上が中国当局によって殺害されている。うち一人は、見せしめのためにその人の研究所で処刑したようだ。まだ、中国のプレゼンスは高まっていくだろう。

悠長な日本人

さて、化学兵器や生物兵器というと、それらをいかにして戦争やテロに使うか、ということを思いがちである。たしかに、その点も重要であるが、表裏一体をなすものとして、これらの兵器をいかにして防御するか、という点も非常に大事である。

しかし、この点はほとんどの国であまり考慮されていないようだ。その好例が日本だろう。日本の周りには軍事衝突のリスクが散在しており、いつ何時、核・生物・化学兵器で日本が攻撃されてもおかしくない。私が日本に行ったとき、あるアメリカ陸軍の方と話す機会があった。彼は「日本の周りは敵が多く、いつでも日本に侵攻することができるような状態であるから、日本人はみな生きた心地がしないだろう」と話していた。

それに対して、私は「日本人はみなのんびりして天下太平を享受しており、日本が危ないと思っている人は一人もいない」と返しておいた。

現実に、日本の周辺国は、日本を標的にしたミサイルをいつでも飛ばすことができるような体制になっている。そして、その弾頭には核兵器・生物兵器・化学兵器が充塡《じゅうてん》されているのである。しかし、日本のみならず、どの国も一般市民がそれらの災害から身を守るための設備は見当たらない。私の生まれた台湾は日本以上に危険な状態にあるが、軍事的には対応策がある一方で、市民を守る設備は皆無である。

教会の地下を活用するスウェーデンの民間防衛

そのような中で、私が感心するのはスウェーデンだ。私が見たところ、ＮＢＣ（核・生物・化学兵器の総称）に対して準備が一番されている国だと思う。

スウェーデンの国防省主催の化学・生物兵器の防衛に関する学会は、世界で一番権威のある学会である。私はよくこの学会に出ており、また一度特別講演者として呼ばれた

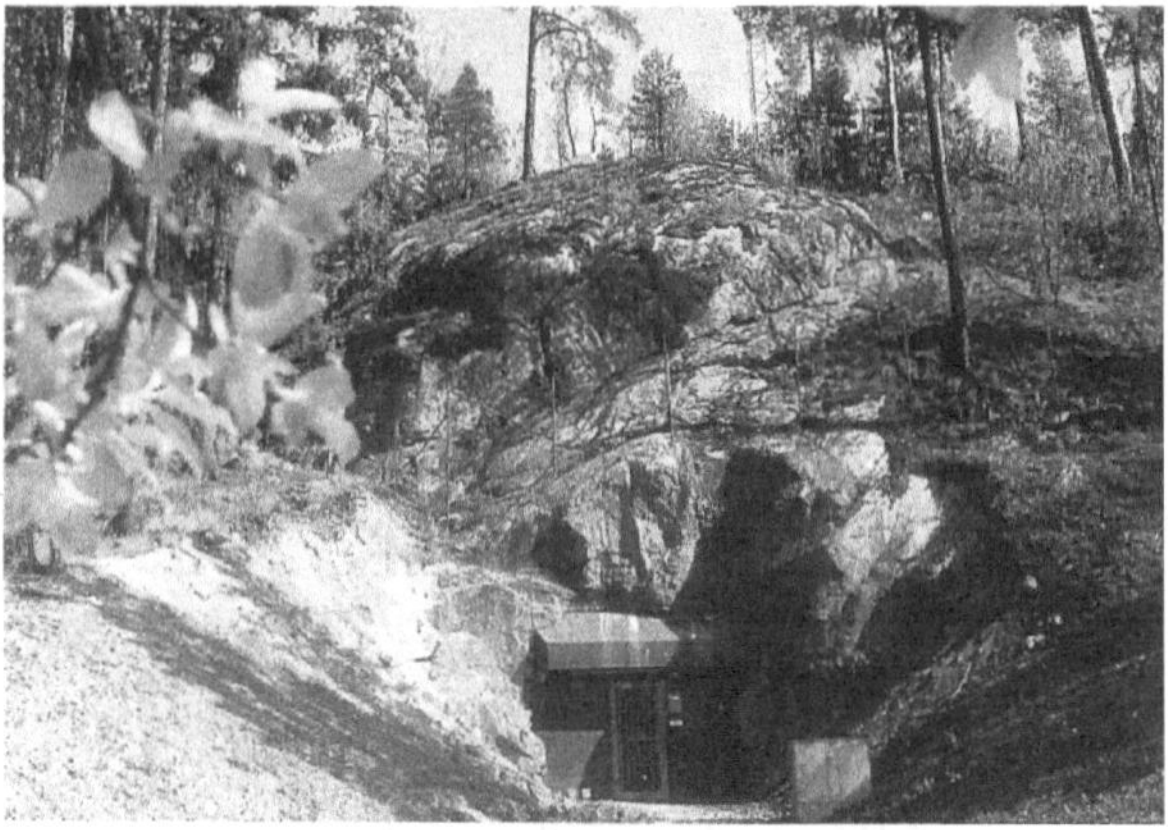

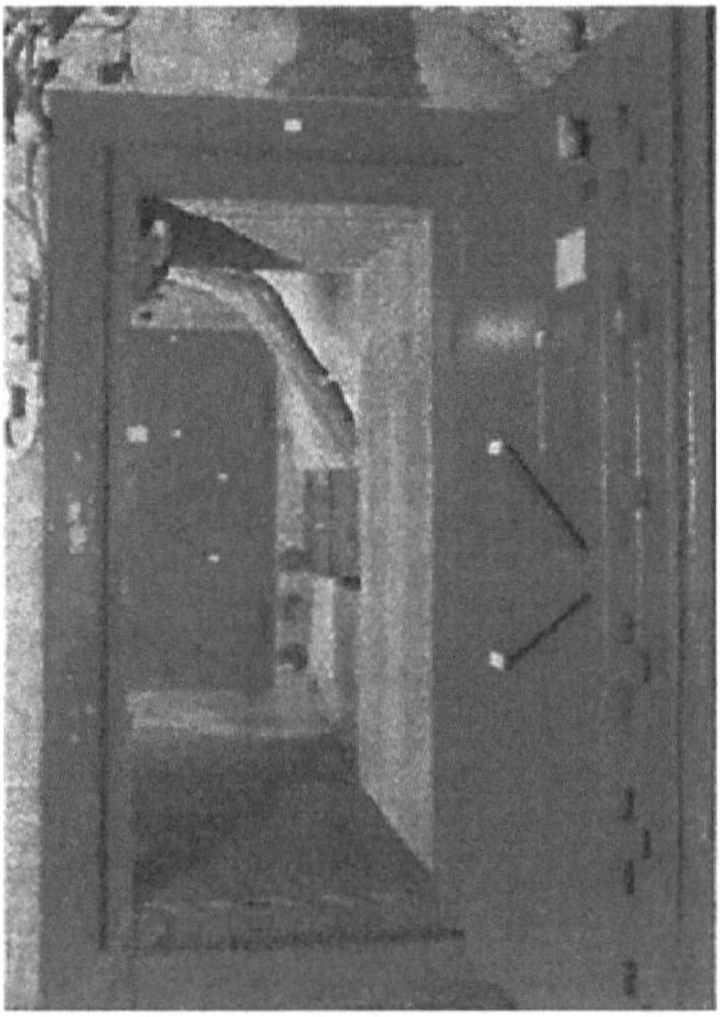

スウェーデンの対 NBC 防衛施設。山の中の岩をくり抜き、建物を造っている。各室は鉄の扉で仕切られている
（提供：スウェーデン国防省化学戦防衛研究所）

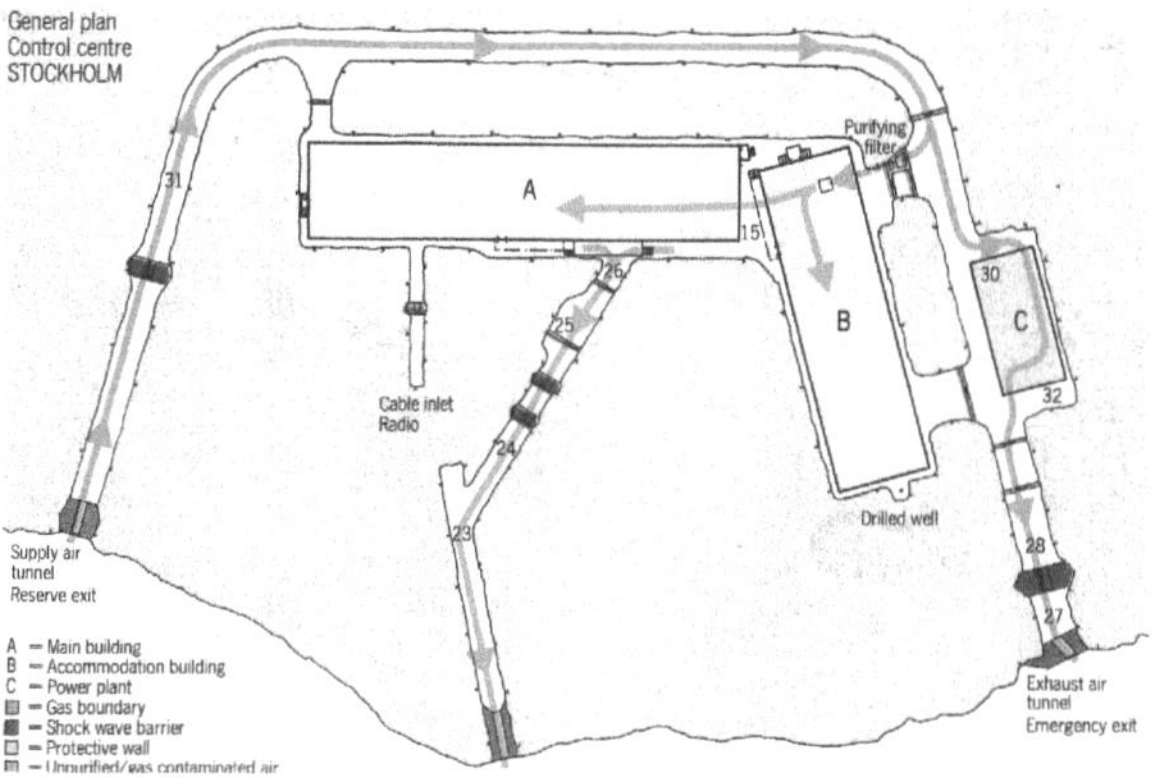

対 NBC 防衛施設の平面図。A と B は洞窟内にある建物。C は発電室

ことがあった。その際特別に、ストックホルムの近郊にある、国防省管轄の対ＮＢＣ防衛施設を見学させてもらった。これは軍の施設であるが、一部市民も収容することができる。小山の中に造られており、その中でおよそ60日間生存できるような設備が整っている。要塞内には、大型の発電機があり、電気は自己発電が可能である。また、水をろ過するための設備や除染のためのシャワー室なども完備されている。

そして、驚くべきことに、スウェーデンにはこのような施設が１００か所以上ある。軍人だけではなく、一般市民も十分に避難可能な数だ。そのほかにも、町の中にある教会の地下が避難スペースになっていたりと、民間防衛が非常に整っている。兵器の危険性が高まるにつれ、各国でこのような設備も検討されるべきであろう。

手術も可能なスイスの避難所

次に取り上げるのはスイスだ。スイスは永世中立国であり、しばしば平和な国の模範として取り上げられている。しかし一方で、その背景にあるのは非常に整備された軍備だ。そのため、周りの国がうかつに侵攻できないのである。

化学兵器や生物兵器に対する防衛体制も非常に素晴らしい。私はスイスで、生物兵器と化学兵器の両方を研究している施設を見学したことがある。ここではサリンをはじめ、いろいろな化学兵器を開発していた。なお、これはスイスが使用するためでなく、国連からの要請で製造している。どういうことかというと、化学兵器を用いた戦争やテロが起きた場合に、使われた兵器が何であるかを検出する時の基準として使うためである。イラン－イラク戦争でどういう毒ガスが使われたか判断したのもスイスであった。生物

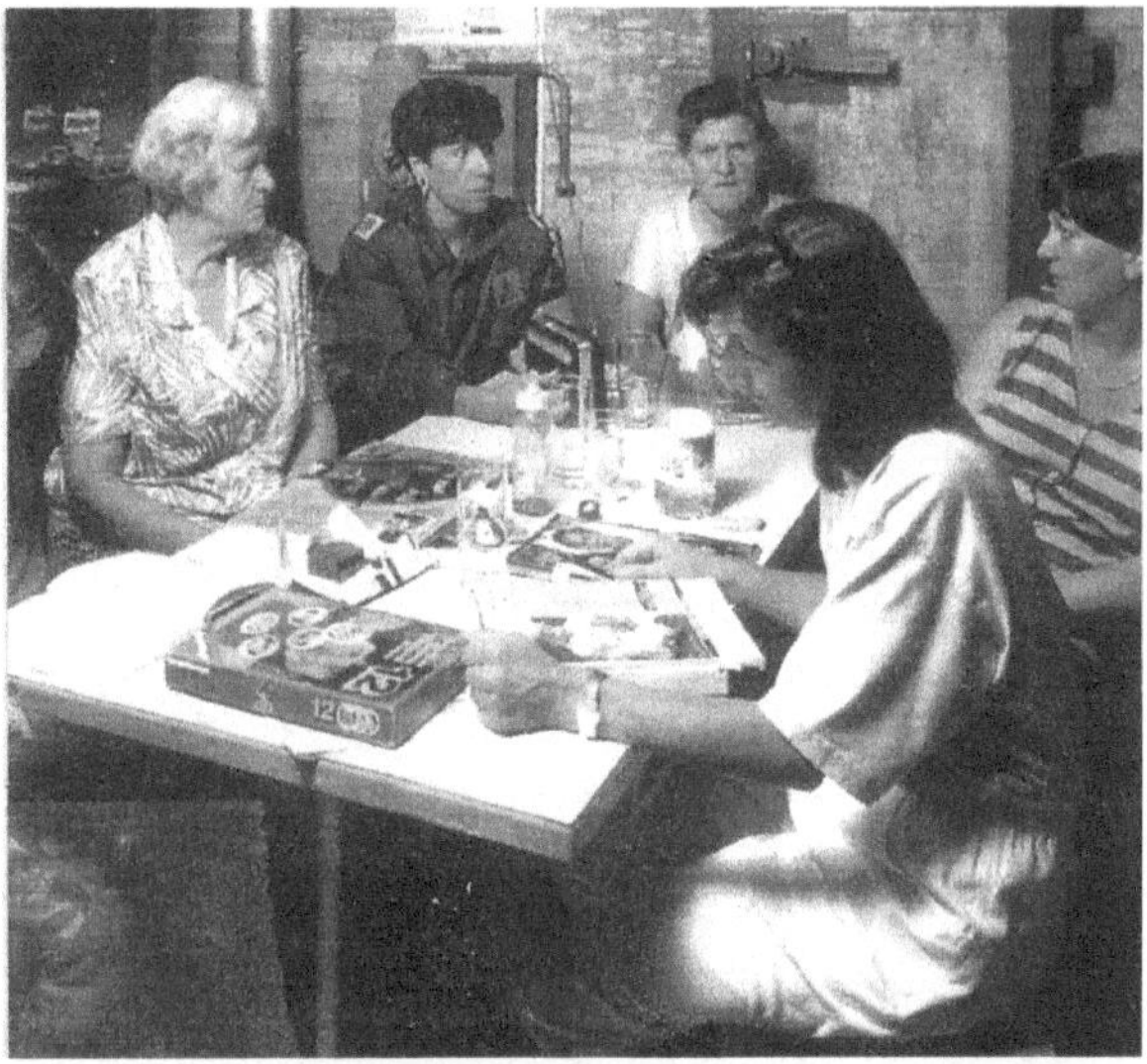

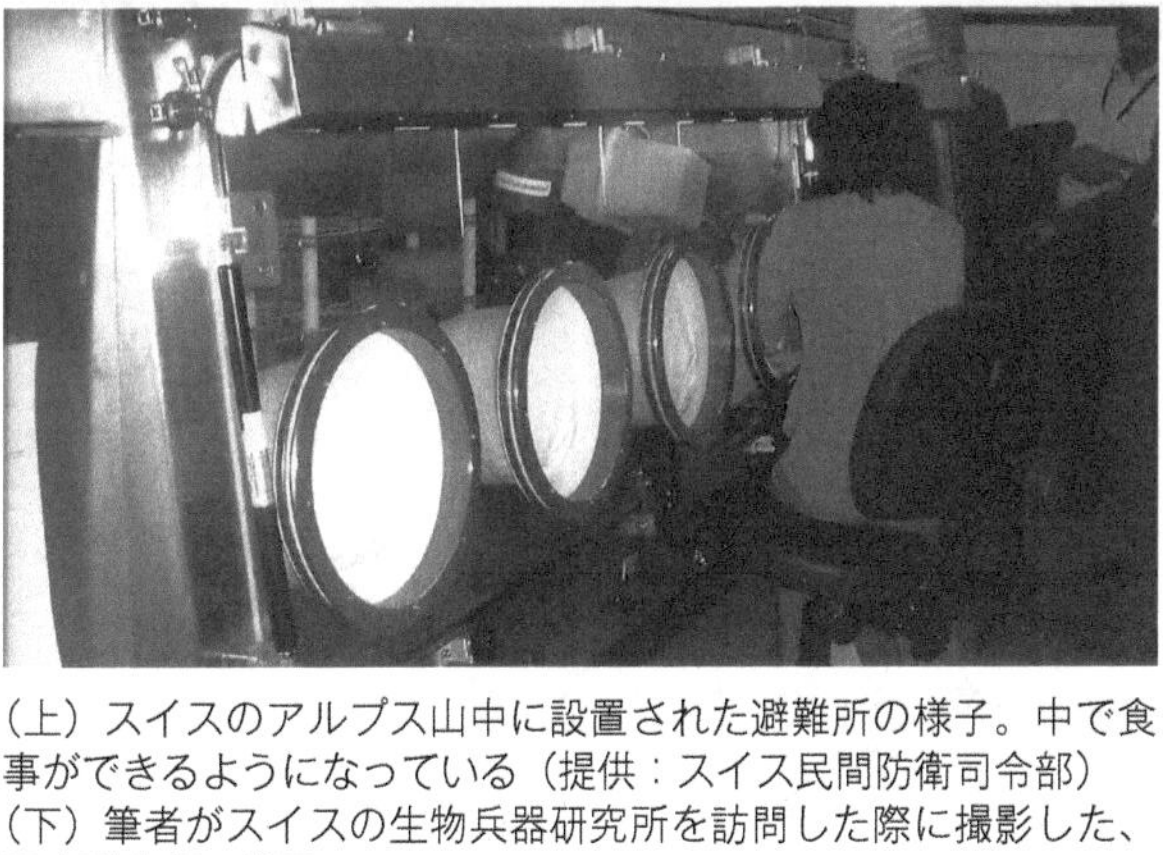

（上）スイスのアルプス山中に設置された避難所の様子。中で食事ができるようになっている（提供：スイス民間防衛司令部）
（下）筆者がスイスの生物兵器研究所を訪問した際に撮影した、研究所内部の様子

兵器の施設の方も大変立派だ。私が見学したときには施設のレベルはBSL－3と最高クラスではなかったが、いまではBSL－4の設備ができているようである。

このように、非常に防衛体制が整っているスイスは民間防衛も優秀だ。アルプスの山の中には数千の避難所があり、そこで長期間避難することができるようになっている。中には立派な医務室がついているものもあり、ここでは手術も可能である。

国民全員に防毒マスクを配るイスラエル

このように、スウェーデン・スイスは設備が非常に整備されているが、よりミクロな部分で対策が徹底されているのはイスラエルだ。ここの国民は、全員に防毒マスクが配られている。第一次湾岸戦争の時、イラクはイスラエルに対して、スカッドミサイルで攻撃を仕掛けた。ミサイルが発射されたという警告のサイレンが鳴ると、イスラエルの人々はすぐに防毒マスクを装着して、避難所に向かった。もし、弾頭にサリンのような神経ガスが入っていた場合は、着弾した時点で防毒マスクを着けても意味がないのである。

こういう小さな国でも化学・生物兵器の防御に対して非常に熱心なのである。イスラエルを見ると私はいつも備えの重要性を痛感する。私の母国である台湾は、近隣の環境を考えると、日本以上に危険な状態にあるが、残念ながらこのような準備はされていない。軍事的な対応策だけでは、国民の命を守ることはできないのだ。

軍需産業の防衛意識が高いアメリカ

アメリカについても触れておこう。これは設備というよりは、民間企業の国防に対する意識についてであるが、私の経験談から話してみたい。

１９８３年のある日、私の元に一本の電話が来た。彼はワシントンＤＣの小さなコンサルタント会社の人物だったが、いきなり私が住んでいるところからほど近い、空港のところにあるシェラトンホテルで夕食を一緒にしないかと話してきた。いったい何を聞きに来るんだろうと思いながらその晩お会いすると、彼は私に「ボストンにあるＥＧ＆

Gという防衛システムを開発する会社のコンサルタントにならないか」とオファーを出してきた。当時、ソ連が毒素兵器の開発を進めており、それに対抗する形でEG&Gは巨大な防衛プロジェクトの予算をアメリカ政府に申請しようとしていたのである。当時私はコロラド州立大学の教授を務めていたため、結局このオファーは受けなかったが、この例からもわかるように、アメリカでは民間による防衛意識が非常に高い。

のちに、ソ連に対する対策はアメリカ陸軍が管轄して進められることになる。この時、私も運よく研究者の一人に選ばれたが、当時私は毒素兵器のことは何もわからず、基本的な学術研究だけに没頭した。しかし、アメリカ陸軍は非常に鷹揚《おうよう》で、「あなたの研究が毒素兵器とは直接関係がないことは知っているが、一方であなたはヘビ毒の学術研究に専念して、大変立派な業績を上げている。それでアメリカ陸軍としてもあなたのような人を支持することにした」として、多くの研究費を支給してもらったうえに、研究に対して口出しすることもなかった。そして結果、この時に得た知見が地下鉄サリン事件の際にも役立つことになったのである。

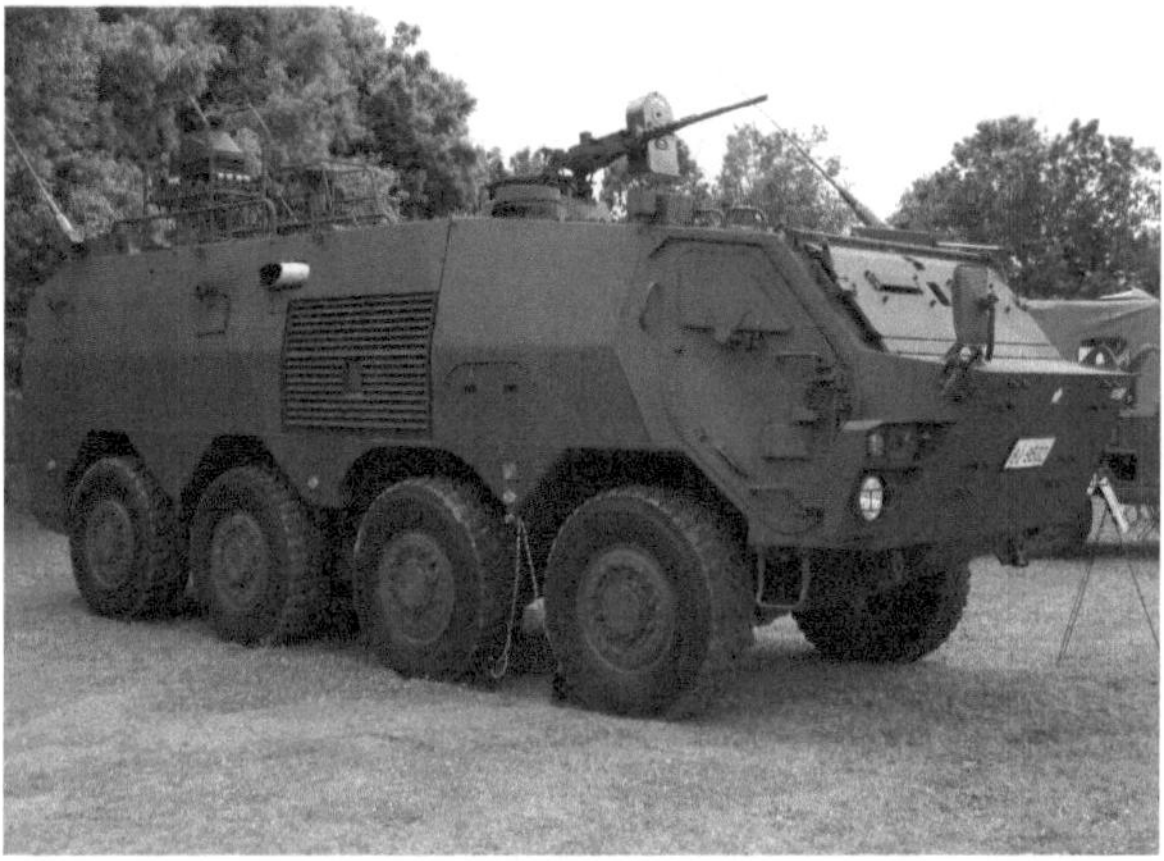

日本の陸上自衛隊の NBC 偵察車。アメリカの NBC 偵察車には機関銃が備え付けられていないが、日本の NBC 偵察車には付いている。自衛隊はこの車を 3 台持っている

日本の防衛体制はどうなっているか

それでは、日本の防衛体制はどうだろうか。まず、自衛隊について見てみよう。自衛隊は全国の部隊を北部、東北、東部、中部、西部の5つの方面隊（部隊編制の単位）に分けている。関東地方を例に取ると、ここは東部方面隊が責任者で第一師団が東京にあり、その中に特殊武器防護隊がある。同じ東部方面隊の中に第一二旅団があり、その司令部は群馬県にある。そして、この旅団の中に化学防護隊がある。日本国内で化学テロや生物テロ

が起き、これらの化学防護部隊の援助が欲しい場合は、県知事が防衛大臣に要請する。また、化学科の隊員を訓練、養成する所は、さいたま市にある陸上自衛隊化学学校である。私はそこで3回講演をさせていただいた。

1995年の地下鉄サリン事件の時は、当時の防衛庁長官であった玉澤徳一郎《たまざわとくいちろう》長官が援助の要請を出した。国内で同じような災害が起これば、陸上自衛隊の化学科部隊の援助が受けられるようになっている。

そのほか、日本には安全保障・危機管理室という総理大臣直属の機関がある。日本の省庁は縦割りの組織で、横の連携が少ない。だが、危機が起きた場合には、この管理室が各機関に命令を発することができるので、各機関に対して連絡ができるようになっている。

私はこの内閣危機管理室に3回呼ばれたことがある。私見では大変いい構想だと感じたが、メンバーは警察、消防、自衛隊やその他の省・機関から3年交代で来ており、やや寄せ集めの感を受けた。アメリカでも、化学・生物兵器に対処するための研究室では、トップは3年ごとに変わるが、その下にいる人たちはほとんど動くことはない。3年ご

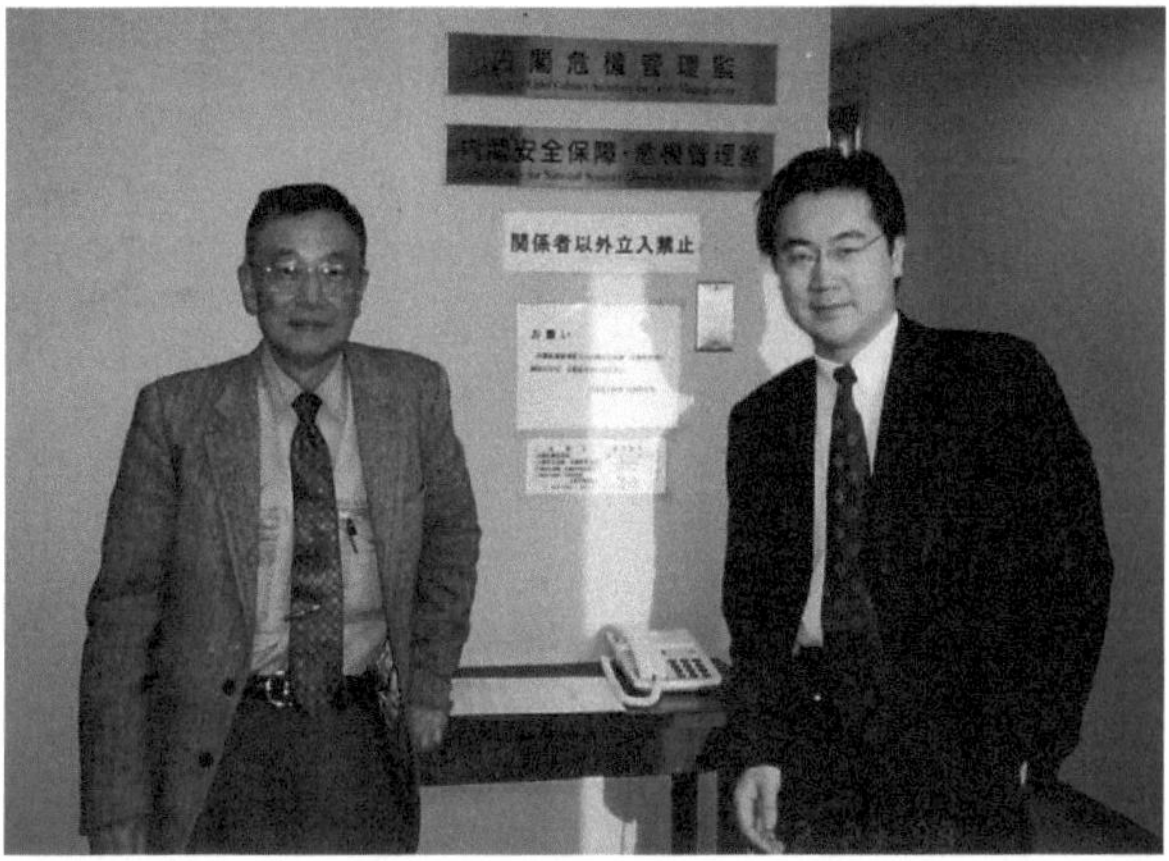

内閣安全保障・危機管理室を訪問した筆者（左）と当時主任を務めていた松本氏

とに実務を扱う人が交代するようでは、ようやく業務の内容が理解できたころに、現場から離れてしまうわけである。中国やロシアの化学・生物・毒素兵器の研究所にいるメンバーも、みなひとところで何年も勤務しているようであった。

それ以外に関係する省庁としては、あまり知られていないが、経済産業省だ。もっとも、私が関わっていたのは前身の通産省である。化学兵器や生物兵器の製造を目的とした薬品や設備の輸出を制限する国際的な会議に「オーストラリア・グループ（AG：Australia Group）」というものがあり、これに参加していたのが通産省だった。私もオウムのサリン事件の数か月前に、日本側の要請でスピーカーとして呼ばれたことがある。なんでも、参加する役人が化学兵器のことは多少わかるが、生物兵器の方になるとてんでだめだということで、それについて教えてほしいということであった。

もう一つ、東京消防庁の中にある特殊災害対策の部門にも言及しておくべきだろう。この部門は、工場が爆発火災を起こしたときに、その消火に対応するための組織である。化学工場などで起こる火災は、ものによっては水をかけることで、消火することはおろか、逆に火勢が強くなる場合もある。また、有毒ガスを出すので防毒をしなければならない場合もある。東京消防庁は平生からそういう訓練をしており、中でもこの部門は特殊災害に対するエキスパートだ。彼らもまた、1995年の地下鉄サリン事件ではずいぶん活躍した。

防衛の第一歩「検出」の重要性

防毒の観点でまず重要なのは、「相手がどういう毒ガスを使ったか」ということを検出することだ。それを知ることで初めて、対応や治療の方針を決めることができる。検出の器具の進歩は目覚ましいもので、私が兵器関係の学会に出る際には、毎回新しい器械に目を見張っている。

地下鉄サリン事件の時も、急務だったのは「何の毒物が使われたのか」ということを特定することであった。しかし、この当時日本の警察は携帯用の毒ガス検知器、通称ＣＡＭ（Chemical Agent Monitor）を持っていなかった。毒ガスを撒《ま》いたのがオウム真理教であるということはわかっていたので、強制捜査を行うつもりであったが、その際にオウム側から毒ガスで反撃されるのではないかという不安があった。そこで、警察は全国からカナリアを駆り集めて、これとともに強制捜査に乗り出した。カナリアの使用は理由がないわけでもない。鉱山などではかつて、有毒ガスを探知するためにカナリアを持って行ったという歴史がある。しかし、もちろんそれがサリンに対して有効であるかどうかはわからない。

地下鉄サリン事件の３か月後に、私は科学警察研究所で講演をする機会があった。その時に、私は研究所の方々に対して「オウムでもＣＡＭを持っているので、警察も早く

1台買ったほうが良いですよ」と教えてあげた。彼らのうちの一人が「先生はどうしてオウムがCAMを持っていることを知っているのですか」と不思議そうに聞いてきたが、なんてことはない、オウムのスポークスマンである上祐《じようゆう》氏が記者会見をしている写真に、CAMが写りこんでいたのだ。しかし、警察の人々はCAMを見たことがないので、写真を見ても気づかなかったのである。ちなみに、私が中国に行ったときに、人民解放軍の方にCAMを持っているかと聞いたところ、「イギリスに注文したが、中国には売らないと言ってきたので、香港を通じて3台購入した」と話していた。今では、よりたくさんのCAMを持っているだろう。

日本の防衛体制に対する提言

この章では、スウェーデン、スイス、アメリカ、そして日本といった国々の防衛事情について見てきた。最後に、日本の状況について私個人の感想を述べてみよう。

全体的に自衛隊の防衛体制は立派で、国内で起きた化学戦やテロに対しては十分対処できる。私は各国の化学・生物兵器の規模や装備を見学し、研究員とも交流してきたが、日本のそれは決して劣るものではない。もっとも、規模はそれほど大きくないが、防衛の点から見れば、十分な規模だと考える。しかし、生物兵器を使った戦争やテロへの対応は、不十分だろう。日本ではこの事態に対応するのは化学防護部隊であるが、他国に比べて規模が小さく、心もとないのが実情だ。

しかし、それよりも、一番遅れていると思うのは民間防衛（Civil Defense）だ。見てきたようにスウェーデンのような小さな国でも、いたるところに堅固なＮＢＣ対策の要塞や避難所がある。スイスもアルプスの山の中に大きな避難所がいくつもあり、いざＮＢＣで攻撃を受けた場合は市民が中に避難できるようになっている。これに対し、日本は化学・生物兵器で襲われたときに、自衛隊は対応できるものの、民間での防衛はほとんど壊滅的だろう。

立川《たちかわ》に国立病院機構災害医療センターという施設がある。ここには化学テロや生物テロに備えて常備薬や救急テント、医療器具などが置いており、私も見学した。中には炭疽菌テロに対しての特効薬であるシプロンや、サリンの特効薬であるパムなどが常備しており、たしかに立派であると感心した。しかし、こういう施設が日本全国で10か所程度は無いといけないだろう。アメリカでは、400㎞ごとに医薬品や救急器具が備蓄されている。すなわち、車で数時間運転すれば、これらの薬や機材を使えるようになっているのだ。やはり、日本はまだまだ民間防衛が足りておらず、今後ますますNBC兵器の重要性が高まってくることを考えると、早急にこれらの防備を整えるべきであろう。

おわりに

私は日本で講演に呼ばれたり、本を出版するたびに、人の運命の不思議さを感じる。私は日本が台湾を統治していた時に生まれたので、日本語は自由に使うことができる。ただ、現在住んでいるのはアメリカだ。24歳の時に台湾よりアメリカに留学して、それ以降66年間アメリカに住んでいる。当初、それほど深い関係がなかった日本と急速に距離が近くなったのは、オウム真理教による一連のサリン事件の解明のお手伝いをしたころからだ。そののち、千葉科学大学で客員教授を6年間務めることになり、その際に銚《ちょう》子《し》市で化学兵器・生物兵器に関する国際学会を2回ほど開いた。私は開会の辞の役を仰せつかり、「日本へようこそ！」と第一声で話した。しかし、私自身日本に来たのはその2日前であった。このようなことを思い返すたびに、日本との関わりの不思議さ、運命の不思議さを感じている。

私が日本に大きく関わるきっかけになったサリン事件では、当時警察は、誰が、どこでサリンを作っているかを突き止められなかった。その時に、私は地面の中からサリンの分解物を検出する方法で日本の警察をお手伝いした。予想通り、サリンの分解物であるメチルホスホン酸が検出され、このことが、オウム真理教がサリンを作っているという化学的証拠になった。さらに大きかったのは、サリン事件の中心人物の一人である中川智正死刑囚と計15回面会をして、内側からのオウム真理教の仕組みや、その目的、テロに関する情報を詳細に知ることができたことだ。これはひとえに、中川智正氏が胸襟を開いて話すことができたためであり、面会を許可してくれた日本政府に感謝する次第である。彼は2018年7月6日に刑に処され、いままで獄中で親しく話したことが夢のようである。彼との約束通り、彼の死後にその会話の内容を『サリン事件死刑囚 中川智正との対話』（KADOKAWA）として、2018年の7月に出版した。今回も、同じKADOKAWAから、「毒」という私の専門領域について、一般の読者向けに解説する本を刊行することができて、嬉《うれ》しく思っている。

最後に、いままでいろいろとお世話になった石田勝彦氏、故山村行夫先生、初代防衛大臣久間章生先生、Dr. Syed Abbas Foroutan、安福達雄氏に感謝いたします。また、故人となった家内である山本和子、父・杜聡明と母・林双随にも、改めて感謝いたします。

ブックガイド

最後に、日本の読者のために、「毒」に関する一般向けの本のガイドを以下に載せる。いずれも「毒」について興味深い知見を与えてくれるものばかりである。

① 下條竜夫『物理学者が解き明かす重大事件の真相』（ビジネス社、2016年）

全部で8章立ての内容になっており、そのうち毒については3章ほどが割かれている。2章は原発事故であり、放射線毒物学に関する読み物になっている。理論的な放射線害の影響を述べるだけではなく、事故の事例を基に実際に起きた害についても述べられており、放射線の恐ろしさを十分に理解することができる。

残りの1章は、有名な和歌山毒カレー事件についてである。犯人と目されている林眞《はやしま》須美《すみ》氏は死刑が確定しているものの、まだ刑は執行されていない。この事件で取り沙汰《ざた》されているのは、裁判で用いられた証拠の審議である。この章では、化学的知見を基に、その証拠の疑わしさについて検討している。

② 日本化学会編『一億人の化学13　生物毒の世界』（大日本図書、1992年）

15人の毒物の専門家によって書かれた本。あらゆる天然毒について触れられており、自然界でどんな毒があるか、一気に見ることができてよい本である。専門家が書いたものであるが、文章も読みやすい。増刷もかかっているようなので、多くの人に読まれていることがわかる。

海洋生物・植物・動物など幅広い毒が取り上げられているが、例としてはトリカブト・ワラビ・キノコ・ハチ・カエル・ヘビなどが挙げられる。ヘビ毒は最も関心を集める毒の一つであるが、性質としてはいろいろなタンパク質から作られているため、出血毒・筋肉毒・心臓毒・細胞溶解毒など、種類が多岐にわたっている。

③　塩入孝之『海の生き物からの贈り物――薬と毒と』（化学工業日報社、２０１６年）

本文でも触れたが、海には多くの毒物が存在している。一方で、それらはまた薬にもなりえる。海洋生物由来の薬は開発が始まったばかりの分野であるが、将来この分野は発展が進み、学問的にも商業的にも重要なポジションを占めることになるだろう。

著者は名城大学で長く教鞭《きょうべん》をとったこの分野の専門家であり、そこでの講義を基に作られたのがこの本である。毒については、フグ・海藻・イワスナギンチャク・クラゲが取り上げられている。カラーの口絵も豊富で、見ているだけでも楽しめる本である。

④　Anthony T. Tu・比嘉辰雄『海から生まれた毒と薬』（丸善出版、２０１２年）

③とタイトルが似ているが、内容はガラッと違うものだ。この本では、海藻・赤潮・フグ毒・ウミヘビ・刺毒・クラゲ・イソギンチャク・魚肉の腐敗・アレルギーについて取り上げている。また、そのほかにも海由来の生物から成る薬や健康食品についても触れている。代表的な薬としては、害虫駆除剤や水虫薬、抗ウイルス薬や抗がん剤、抗動脈硬化薬などが挙げられる。最後に、付録として生物兵器に利用される海産毒について

も、詳しく書いている。

⑤ **金原粲監修『専門基礎ライブラリー 環境科学 改訂版』（実教出版、2014年）**

環境汚染は言うまでもなく深刻な被害をもたらすものであるが、この本では水・大気・土壌を汚染する物質について詳しく述べられている。たとえば、農薬・喫煙の際に出る有害物質・排ガス・アスベストなどだ。

この本の特徴は、いろいろな種類の汚染のメカニズムについて、基礎の部分から丁寧に解説してくれているということだ。たとえば、大気汚染ではまず空気そのものの説明から始まり、その後汚染物質・オゾン層・酸性雨・自動車の排ガスなどがもたらす作用について述べている。水の汚染についても同様で、水の性質を説明した後に、それがいかなる過程で汚染されていくかについて解説している。このように、汚染の原因とその結果を原理的なところからかみ砕いて説明しているため、非常に読みやすい本である。

⑥ **二改俊章・小森由美子・Anthony T. Tu『毒ヘビのやさしいサイエンス――咬まれ**

るとアブナイ話』（化学同人、2014年）

当たり前だが、ヘビといっても無毒なものもいれば有毒なものもいる。果たして、それはどのように分けられるのだろうか。この本は、その説明から始まり、毒ヘビの種類・世界での分布・毒の作用へと展開する。本の冒頭には、毒ヘビのカラー写真も多く掲載しており、いろいろな種類のヘビの姿を見ることもできる。ちなみに、ヘビに咬《か》まれたときの血清には、一般的に馬を使っているのはご存じだろうか。ヘビに咬まれたときにほぼ唯一有効な治療が血清だが、本書ではその製造法や危険性についても触れられている。たとえば、他の病気の血清も馬から作られていることが多く、ヘビ毒の治療の際には、アレルギー反応について注意することが肝要である。

⑦ Anthony T. Tu『サリン事件死刑囚　中川智正との対話』（KADOKAWA、2018年）

2019年6月5日の朝日新聞に掲載された中西寛《なかにしひろし》京都大学教授の書評では、「平成ベスト本」の一つとして紹介されている。内容については本文でも多少触れたが、サリンの判別に至るまでの経緯、収監されていた中川智正死刑囚との面会の内容、金正男氏暗殺事件の解明の発端などについて、詳しく書いてある。

⑧ 奥村徹・小井土雄一・作田英成・鈴木澄男・中村勝美・箱崎幸也編著『化学剤，生物剤，放射線・核，爆弾 CBRNEテロ・災害対処ポケットブック』(診断と治療社、2020年)

残りの本は、読み物というより参考書的な性質が強い本かもしれない。このポケットハンドブックは6人のNBC（核・生物・化学兵器）テロの専門家によって編集された本である。とある事件が起きて、化学・生物兵器もしくは、放射線による被害が疑われる場合に、それを判断するのに非常に役立つ小冊子である。私が思うに、いまの世の中であれば、こういう本を各企業や学校、役所などで常備しなければいけないのではないだろうか。NBCのほかに爆薬による被害についても言及している。救急措置や治療法についても詳しく述べられているので、必要に応じて情報を引き出す際に持っておくと便利な本である。

⑨　**内藤裕史『健康食品 中毒百科』（丸善出版、２００７年）**

健康食品は薬ほど法律で管理されていないので、あらゆるものが健康食品として売られている。しかし、中には非常に危険なものがあるのも実状だ。この本では、これらの健康食品を細かく分析し、その毒性を評価している。実は、私自身もこの本をよく愛用している。

内容はやせ薬・漢方薬・生薬などが取り上げられている。一般に、漢方薬は無害だと信じられているが、一見安全そうなものでも多く使用すれば、毒性が出てきてしまう。索引が充実しているので、ある特定の物質を探したいときにすぐ引くことができる、便利な本である。

⑩　**上條吉人『臨床中毒学』（医学書院、２００９年）**

毒物学の専門書であるが、図をふんだんに使っており、非常に読みやすい本である。各章に文献も入っているので、より詳しく知りたい人はこの文献を参照するとよい。

臨床中毒の本ということで、緊急性がある際に非常に役に立つものだ。いろいろな医薬品の毒性、農薬、工業用品、重金属、生物毒の毒性、殺虫剤やその対処法・治療法などが500ページ以上にわたって詳しく述べられている。医学と直接は関係ない、毒に興味がある人にとっても、非常に有益な本である。

⑪ **日本毒性学会教育委員会編『トキシコロジー 第3版』(朝倉書店、2018年)**

毒に関する教科書のようなもので、60人近くの専門家によって執筆されている、非常に立派な本だ。中身を列挙すると、毒性学・毒性発現機序・代謝・有害作用・毒性試験法・標的臓器と毒性発現・環境毒性・動物実験代替法・毒性オミクス・リスクアセスメント・臨床中毒学・実験動物・統計学などがすべて網羅されている。私が見かけたときには、京都大学の図書館で毒物学の推薦書として特別に陳列されていた。

アンソニー・トゥー
台湾名：杜祖健（と・そけん）。1930年、台湾生まれ。台湾大学を卒業後、ノートルダム大学、スタンフォード大学、エール大学で化学・生化学を学ぶ。毒性学および生物兵器・化学兵器の専門家として知られ、1994〜95年に起きた松本サリン事件・東京地下鉄サリン事件では日本の警察に協力し、事件解明のきっかけを作った。2009年、旭日中綬章受章。著書に『サリン事件死刑囚 中川智正との対話』（KADOKAWA）など。

毒《どく》

サリン、VX、生物兵器《せいぶつへいき》

アンソニー・トゥー

2020 年 7 月 10 日　初版発行
2024 年 10 月 20 日　再版発行

◆◇◇

発行者　山下直久
発　行　株式会社KADOKAWA
〒102-8177　東京都千代田区富士見 2-13-3
電話　0570-002-301（ナビダイヤル）

装 丁 者　緒方修一（ラーフイン・ワークショップ）
ロゴデザイン　good design company
オビデザイン　Zapp!　白金正之
印 刷 所　株式会社KADOKAWA
製 本 所　株式会社KADOKAWA

角川新書

ISBN978-4-04-082350-8 C0243